LCI 联动成像诊断丛书

Diagnostic Atlas of Upper Gastrointestinal
Diseases by Linked Color Imaging

LCI 联动成像
上消化道病变诊断图谱

总主编：令狐恩强
主　编：柴宁莉　孙明军　邹晓平

上海科学技术出版社

图书在版编目（CIP）数据

LCI联动成像上消化道病变诊断图谱 / 柴宁莉，孙明
军，邹晓平主编. -- 上海：上海科学技术出版社，2021.1
（LCI联动成像诊断丛书 / 令狐恩强总主编）
ISBN 978-7-5478-5075-6

Ⅰ．①L… Ⅱ．①柴… ②孙… Ⅲ．①消化系统疾病—
内窥镜检—图谱 Ⅳ．①R570.4-64

中国版本图书馆CIP数据核字(2020)第163413号

LCI联动成像上消化道病变诊断图谱
主编 柴宁莉 孙明军 邹晓平

上海世纪出版（集团）有限公司
上海科学技术出版社 出版、发行
（上海钦州南路71号 邮政编码200235 www.sstp.cn）

上海中华商务联合印刷有限公司印刷

开本 787×1092 1/16 印张 21.5
字数：400千字
2021年1月第1版 2021年1月第1次印刷
ISBN 978-7-5478-5075-6/R·2178
定价：178.00元

内容提要

　　联动成像技术(LCI)面世至今,其临床应用价值逐渐得到了消化内镜专家的认可。本书由国内 15 家大型三甲医院知名内镜专家共同编写,是中国第一部 LCI 诊断上消化道疾病的图谱。书中汇集了常见上消化道疾病的经典病例和部分罕见病例,通过对内镜及病理图片的详细解读,重点介绍了上消化道病变 LCI 模式下内镜特征性表现、诊断技巧及 LCI 的临床应用价值。书中每个病例均配有白光、LCI 和 BLI 内镜对比图,以及细节放大图像;对于早癌病例还提供了病理复原图,有助于消化科医生更好地理解和掌握 LCI 诊断消化道疾病的要点,特别是对上消化道早癌的识别具有很高的指导价值。本书内容全面,图文并茂,是一本学习价值高、临床应用性强的图书,适合各级消化科医生参阅、学习。

编写人员名单

总主编	令狐恩强
主　编	柴宁莉　孙明军　邹晓平
副主编	石怀银　党　彤　陈幼祥　梅浙川　曲　波
编　委	王赞滔　王楠钧　陈光勇　袁　静　张　楠
	张惠晶　李　甍　赵　磊　年媛媛　胡端敏
	于广秋　朱振华　李海燕　农　兵　蒋长秀
	张文华　张妮娜　郭　强　唐晓丹　何　旭
	孙虹雨　邓　磊　崔　毅　张　宁　李隆松
	张文刚　李　慧　邹家乐　邵　群　刘　岩
	闵　敏　褚艳杰　马　骁　石亮亮

编者名单

柴宁莉　中国人民解放军总医院第一医学中心
王赞滔　中国人民解放军总医院第一医学中心
王楠钧　中国人民解放军总医院第一医学中心
李　甍　中国人民解放军总医院第一医学中心
孙虹雨　中国人民解放军总医院第一医学中心
石怀银　中国人民解放军总医院第一医学中心
袁　静　中国人民解放军总医院第一医学中心
张　楠　中国人民解放军总医院第一医学中心
李隆松　中国人民解放军总医院第一医学中心
张文刚　中国人民解放军总医院第一医学中心
李　慧　中国人民解放军总医院第一医学中心
邹家乐　中国人民解放军总医院第一医学中心
邵　群　中国人民解放军总医院第一医学中心
陈光勇　首都医科大学附属友谊医院
孙明军　中国医科大学附属第一医院
张惠晶　中国医科大学附属第一医院

曲　波　哈尔滨医科大学附属第二医院

赵　磊　哈尔滨医科大学附属第二医院

褚艳杰　哈尔滨医科大学附属第二医院

马　骁　哈尔滨医科大学附属第二医院

胡端敏　苏州大学附属第二医院

于广秋　苏州大学附属第二医院

李海燕　苏州大学附属第二医院

农　兵　广西壮族自治区人民医院

蒋长秀　广西壮族自治区人民医院

张文华　广西壮族自治区人民医院

党　彤　内蒙古科技大学包头医学院第二附属医院

年媛媛　内蒙古科技大学包头医学院第二附属医院

邹晓平　南京大学医学院附属鼓楼医院

张妮娜　南京大学医学院附属鼓楼医院

石亮亮　南京大学医学院附属鼓楼医院

陈幼祥　南昌大学第一附属医院

朱振华　南昌大学第一附属医院

郭　强　云南省第一人民医院

唐晓丹　云南省第一人民医院

何　旭　云南省第一人民医院

梅浙川　重庆医科大学附属第二医院

邓　磊　重庆医科大学附属第二医院

刘　岩　中国人民解放军总医院第五医学中心

闵　敏　中国人民解放军总医院第五医学中心

崔　毅　中山大学附属第一医院

张　宁　中山大学附属第一医院

总主编简介

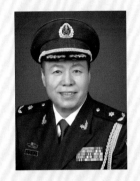

令狐恩强，中国人民解放军总医院消化内科医学部主任，主任医师、教授、博士研究生及博士后导师，专业技术三级，国际知名消化系统疾病及消化内镜专家。现担任中华医学会消化内镜学分会主任委员兼 ERCP 学组及超级微创协作组组长、中国医师协会内镜医师分会副会长、北京医学会消化内镜分会主任委员、《中华胃肠内镜电子杂志》总编辑等。

为国家"十三五"重点研发课题首席专家，承担国家及军队重点课题多项。拥有多项国家发明专利、实用新型专利。率先提出与完善多种疾病分型、分级，如：覆盖全消化管道的食管胃静脉曲张内镜下 LDRf 分型法、贲门失弛缓症内镜下分型、黏膜表型分级、肝移植术后胆管狭窄分级、固有肌层缺损分级、黏膜下剥离出血分级等；定名并完善了消化内镜隧道技术理论，打破了传统的内、外科界限；提出了在保持解剖结构完整性基础上祛除病痛的超级微创手术理念、消化道肿瘤诊治新模式等；简化创新了胰腺囊性肿瘤诊治流程；首创以患者自体大腿皮片移植预防食管大面积早癌剥离术后狭窄的方法；牵头或参与制定多项国际、国内专家共识，主编世界首部英文版隧道技术专著 *Therapeutics of Digestive Endoscopic tunnel technique*（Springer）及其他诸多著作与光盘。

荣获国家科技进步奖二等奖、军队科技进步奖一等奖、军队医疗成果奖一等奖、北京医学科技奖一等奖、吴阶平医药创新奖，被解放军原总后勤部评为优秀中青年技术专家；荣立三等功两次；荣获"国之名医、卓越建树"荣誉称号；获得美国胃肠病学会年度科学大会（ACG）唯一国际奖（两次）与 ACG 主席团奖。

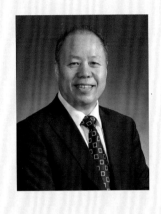

消化道疾病诊治手段日新月异，消化内镜这一重要诊疗技术的创新进展更为引人瞩目。其中，就包括了近年来炙手可热的联动成像（linked color imaging，LCI）技术。LCI 是一种新型图像增强内镜技术，目前已在临床上逐步应用。应用 LCI 技术所拍摄的内镜图片，特色鲜明，给人耳目一新之感。

LCI 成像原理的要点是，窄带光与白光相结合，强调表面结构及血管的同时联合其独有的颜色扩张技术，进一步强调细微的颜色变化。多项研究证实，LCI 使病变区域颜色更加"鲜艳"，尤能突出其与周边黏膜的微小色差，增强病变部位与正常黏膜的颜色对比，从而有助于临床医生发现病变。

正是基于这种成像原理，LCI 在消化道黏膜病变的诊断中具有独特的优势。例如利用其对病变强大的色调增强功能和高度可识别性，可有效地判别萎缩性胃炎的边界，提高镜下 Hp 感染的诊断能力，提升对消化道 0-Ⅱb 型早癌的发现率等，这也是 LCI 能迅速走入临床医生视野并逐渐得到广泛青睐的重要缘由。

本丛书分为《LCI 联动成像上消化道病变诊断图谱》与《LCI 联动成像下消化道病变诊断图谱》两册，分别收录了上、下消化道中主要疾病和部分罕见病变的典型内镜下表现图像。这些宝贵的图片均来源于参与编撰本丛书的十余家国内知名医院的内镜中心，是各中心的诸多内镜医生在日常内镜诊疗工作中的真实记录。我们团队对参与单位提供的海量病例进行精心筛选，按病种分类整理，并配以文字进行详细的说明。特别是对下消化道早癌这一当下热点问题，我们还进行了细致而精准的内镜-病理还原工作，并邀请业内知名的病理专家对病理切片进行解读和注释。在此对提供宝贵素材和参与工作的各兄弟单位的医生们，以及在编撰过程中提出宝贵意见的广大同仁表示衷心的感谢！

本丛书图文并茂、印制精美，便于读者阅读和理解。鉴于近年来消化内镜学飞速发展，而本书编撰时间仓促，挂一漏万之处在所难免，诚望获得读者的建议和批评，以便使本丛书再版时进一步完善。

衷心希望本丛书能够成为广大同仁喜爱的专业用书,读者如能从中收获一二,将是我们莫大的荣幸。

令狐恩强

2020 年 5 月 16 日于北京

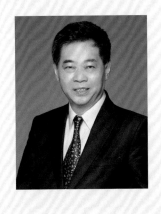

进入 21 世纪以来，消化内镜诊疗技术进入一个崭新的时代，诊断由表及里，由宏观到微观，治疗实现全方位、立体化、微创化。内镜技术的发展也对内镜医生提出了更高的要求，内镜医生不但要熟练掌握内镜的操作，不断学习先进诊疗技术，还要懂超声影像、懂病理，练就出一双火眼金睛，把消化系疾病诊疗的警戒线不断前移，从而给患者带来福音。回顾过去半个多世纪的峥嵘岁月，消化内镜发展迅速，成绩斐然，这其中凝聚了无数消化内镜人的智慧！展望消化内镜的未来，任重道远，前途光明。

随着人们生活水平的提高，对癌症"早诊、早治"意识不断增强，消化道早癌诊疗工作也越来越受到重视。如何提高内镜下对早癌的发现能力，除了依靠内镜医生的经验和责任心，更少不了先进内镜技术的研发及推广应用。近年来放大内镜、染色内镜、图像增强内镜等技术的发展，使我们能够对病变微细结构进行更加精细的观察，从而对病变性质作出更加精准的判断，在病变精查方面有了很大的进步。但是肿瘤防治的第一步——早癌筛查，即如何能够发现更多的可疑病变，减少早癌漏诊，仍是有待解决及提高的重要医学问题。

富士公司新近研发推出的 LCI，在早期病变筛查方面取得了令人满意的效果，并逐步被临床认可及应用。本书以 LCI 为着眼点，收集了大量 LCI 辅助下对消化道病变进行诊断的经典病例，通过对病例的详细解说，帮助读者对于新技术在消化道病变诊断中的应用有更好的理解，积累更多宝贵的经验。

希望本书可以作为重要的参考书，帮助内镜医生更好地掌握先进的内镜诊疗技术，提高消化道内镜诊疗水平，服务更多患者，帮助更多家庭。

李兆申

2020 年 5 月 23 日于上海

序三

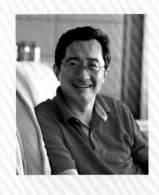

为全面提高我国人民生活水平,《健康中国 2030 规划纲要》提出了到 2030 年将中国总体癌症患者 5 年生存率提高 15％的目标。根据我国最新统计数据,在恶性肿瘤性疾病中,食管癌、胃癌和结直肠癌的发病率分别位居第六位、第二位和第三位,死亡率分别位居第四位、第三位和第五位。因此,消化道癌是严重威胁人民身体健康的疾病,降低我国消化道癌的发病率和死亡率是刻不容缓的重大临床问题。

现阶段内镜技术在消化道肿瘤的诊治过程中发挥着举足轻重的作用,可通过识别微小黏膜病变颜色及形态的变化来观察是否出现癌前病变。经过近几年的发展,内镜技术中最具代表性的图像增强内镜不断进步,显著地提高了早癌及癌前疾病的诊断率。其中,由富士公司研发的 LCI 自 2015 年在中国上市以来,已广泛应用于消化道疾病的筛查,并且取得较为突出的成果。LCI 主要通过将特定短波长窄带光与白光相结合照射在黏膜表面,在保证视野光亮度的前提下,凸显黏膜表层血管和构造的信息。同时,LCI 模式通过颜色扩张功能,使黏膜色彩对比增强,可以更好地识别黏膜细微色差,暴露病变部位,从而提高消化道病变的检出率。

"一花独放不是春,百花齐放春满园。"新型内镜诊断技术不断发展,已经在临床实践中大放异彩。同时,我们也应努力将新技术下沉到地区各级医院,提升中国医生在早癌精查、内镜操作、内镜治疗方面的技术水平,提升高端内镜技术的普及率,协助医疗机构提升诊断水平,为广大医患造福。

诊疗经验的总结、交流及推广,在任何时期都是推动医学发展及进步的重要环节。此书收集了消化内科的 LCI/BLI 诊断下消化道早癌的典型病例图片及病理分析资料,集合各大三甲医院的知名专家进行图像的解析和点评,为广大的内镜医生,尤其是基层、年轻内镜医生提供真实案例作为学习模板,以达到共同进步、共同提高内镜诊治水平的目的。

2020 年 5 月 28 日于北京

前言

近年来，随着国家健康宣传力度的不断加大，以及消化内镜诊疗技术的持续推广、普及，越来越多的民众逐渐意识到及时筛查消化系统疾病、特别是消化道癌的重要性和紧迫性，也逐渐开始接受将消化内镜检查纳入定期体检的项目之中。然而，国家癌症中心 2019 年的全国癌症报告显示，目前我国发病率和病死率排在前十位的癌症中，消化系统癌症仍占据了"半壁江山"。其中，上消化道癌中的胃癌和食管癌分别高居第二位和第六位，依然是严重威胁国民健康的主要疾病。严峻的形势对于开展上消化道内镜检查时的病变检出率提出了更高的要求，需要我们在内镜下有效地甄别出可疑病变，包括炎症、息肉、萎缩、肠化、上皮内瘤变、早癌直至癌症等一系列相关疾病。而 LCI 的出现，则在一定程度上有效地改善了这一状况。

LCI 是一种独特的内镜图像增强技术。它将特定短波长（410 nm）光与白光相结合，照射在消化道黏膜表面，在保证视野光亮度的前提下凸显黏膜表层微血管和微结构的信息。同时，LCI 能增强病变与背景黏膜的颜色对比度，准确描绘病变边界范围，有助于提升病变辨识度和检出率。

值得一提的是，LCI 对于肿瘤及非肿瘤病变的辨识也有很好的提示作用。肿瘤性病变在白光下通常呈现为与炎症性病变相似的"红色"，而在 LCI 下常可见炎性病变的"红色"变为紫色，而肿瘤性病变则保持为红色。由此可以对肿瘤性病变和炎性病变进行初步的鉴别，提升筛查的准确性。

为了让广大消化内镜医生更直观、更充分地了解和感受 LCI 的优势和魅力，我们特意邀请了国内十余家知名三甲医院的数十位经验丰富的消化内镜医生，将他们近年来在临床工作中应用 LCI 筛查发现上消化道病变的病例进行汇总整理，从中精选出典型病例结集成册。本书中绝大部分的病例配有相应的病理图片及详细的病理注释，对于经典的早癌病例还进行了病理还原，以便于与内镜下特征进行对比、印证，方便广大消化内镜医生学习和提高。

"健康中国"是我们每一位医生心中美好的愿景，而有效地提高消化道疾病的检出率，从而能尽早进行干预治疗，并最终降低疾病的发病率和病死率，则是我们每一位消化内镜医生矢志不渝的目标。衷心地希望广大消化内镜医生可以藉本书中的经典病例获得启迪,有所提高;也诚望同仁提出宝贵意见,让我们能够在追梦的道路上恪守初心,砥砺前行,开拓创新,携手共创美好的未来。

2020 年 5 月

目录

第一章
联动成像技术原理与临床优势

一、联动成像技术原理

联动成像技术(linked color imaging,LCI)是一种独特的内镜图像增强技术。它将特定短波长光(410 nm)与白光(white light imaging,WLI)相结合,照射在消化道黏膜表面,在保证视野光亮度的前提下凸显黏膜表层微血管和微结构的信息。同时,LCI对于短波光图像进行颜色扩张处理,在凸显病变细微结构的基础上,进一步增强病变与背景黏膜的颜色对比度,从而提升病变辨识度,提高消化道黏膜病变的检出(图1-1)。

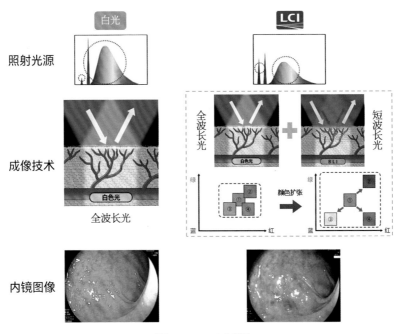

图 1-1　LCI 原理

LCI通过产生明亮自然的图像,更利于远景状态下病变的观察,结合独特的色彩扩张技术为病变和背景黏膜之间提供良好的颜色对比,帮助准确描绘病变边界范围,更适合消化道黏膜病变的筛查。

色彩的对比变化提升病变筛查能力的同时,对于肿瘤及非肿瘤病变的辨识也有很好的提示作用。肿瘤性病变在白光下通常呈现为与炎症性病变相似的"红色",并不能很好地区分;但是在LCI下常可见炎症性病变的"红色"变为紫色,而肿瘤性病变则保持为红色。这一特性来自LCI光源中410 nm短波长光的影响,410 nm短波长光只能穿透离黏膜表面很短的距离,并特别容易被血管中的血红蛋白吸收[1]。在肿瘤性病变中,增生扩张的微血管集中在浅表黏膜,410 nm紫光被血管中的血红蛋白吸收而不反射(图1-2),肿瘤区域黏膜在LCI下常显示为红色。炎性病变黏膜中,扩张的微血管集中在黏膜深层,410 nm紫光无法到达血管所在深度,由浅层黏膜反射而不吸收(图1-2),炎症区域黏膜在LCI下常显示为紫色;因此,LCI可以对肿瘤性病变和炎性病变进行初步的判断,从而可以提升病变筛查的准确性。

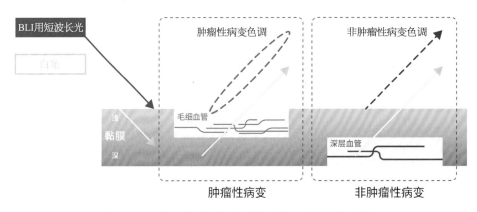

图1-2 炎症性病变与肿瘤性病变在 LCI 下的成像

二、 LCI 在上消化道内镜检查中的优势及应用

病变的早期发现是实现疾病早诊、早治的第一步,让医生能够简单快速地发现更多普通白光下容易漏诊的早期病变是内镜技术需要不断突破的方向之一。LCI具有视野高亮、与白光类似又进一步扩张增强的色调,以及对黏膜结构强调的技术特点。基于上述独特的功能,LCI在消化道黏膜疾病的筛查中展现了强大的诊疗优势,其价值不断被国内外临床研究团队通过大量的临床研究得以验证。

■ 提高幽门螺杆菌感染、萎缩及肠化等胃癌高风险因素的内镜诊断

幽门螺杆菌感染、萎缩和肠上皮化生与胃癌发生关系密切,这些变化的识别已成为胃早癌内镜筛查中极为重要的环节。

对于幽门螺杆菌相关性胃炎的识别,日本一项多中心前瞻性研究[2]比较了 WLI 和 LCI 通过识别弥漫性发红的表现对幽门螺杆菌相关性胃炎内镜诊断的准确性,发现 LCI 模式下对 Hp 感染相关活动性胃炎的诊断准确率显著高于 WLI(86.6% $vs.$ 79.5%,$P=0.029$)。日本的另一项研究[3]提示,黏膜地图样改变及胃底腺黏膜 RAC 消失是 Hp 感染除菌成功后新发现胃癌患者内镜下独立的胃癌相关风险因子;该研究结果发现,与白光相比,LCI 模式在胃癌组患者中更容易发现地图样发红和 RAC 缺失的情况。

LCI 在非放大远景状态下即可对黏膜色彩变化进行良好的观察,肠上皮化生在 LCI 模式下可呈现为特殊的淡紫色,更有利于医生快速准确地辨识及诊断。多项前瞻性研究报告[4-5]显示,与 WLI 相比,LCI 下肠上皮化生的检出率以及靶组织活检的诊断准确率均明显占优。胃癌多数于肠化黏膜中发生,LCI 增加肠化黏膜与周围黏膜的色彩对比度,使得包绕在紫色肠化背景中的橘色或橘红色早癌病变更容易识别,从而提高早期胃癌的发现率。

对于萎缩性胃炎,相关研究结果显示[6],LCI 技术通过增强萎缩性黏膜与非萎缩性黏膜的色差,无论患者幽门螺杆菌感染的状况如何,与白光相比,可以更加清晰地显示萎缩的边界线。这一优势在帮助内镜医生准确判断萎缩范围及程度的同时,可以重点观察萎缩边界区域黏膜的变化,以利于发现更多的早癌病变。

■ 增强胃黏膜肿瘤性病变内镜筛查能力,提高胃早癌检出率

与食管及肠道不同,胃腔宽大,传统的窄带光技术亮度不足,无法实现胃的精细筛查,而 LCI 模式视野高亮的特点则弥补了这个缺陷,有助于胃早期肿瘤性病变的检出。相关的临床研究证实了 LCI 在胃早癌筛查方面的价值,一项日本研究[7]报道胃癌与背景黏膜之间的颜色差异 LCI 组明显大于 WLI 组。与 BLI-brt(BLI 明亮模式)相比,无论内镜医生的经验水平或患者根除 Hp 的程度如何,LCI 均可提高 EGC 的可见度,尤其是对于发红或褪色的胃早癌[8]。由海军军医大学附属长海医院李兆申院士牵头的中国多中心随机对照试验[9]比较了 LCI 与 WLI 早期胃癌的检出率,发现 LCI 联合 WLI 组胃癌病变检出率高于 WLI 组(8.01% $vs.$ 4.31%,$P<0.001$),尤其对于平坦 0-Ⅱb 型病变的检出能力显著优于白光($P=0.014$),认为 LCI 可作为早期胃癌筛查的有效方法(图 1-3)。

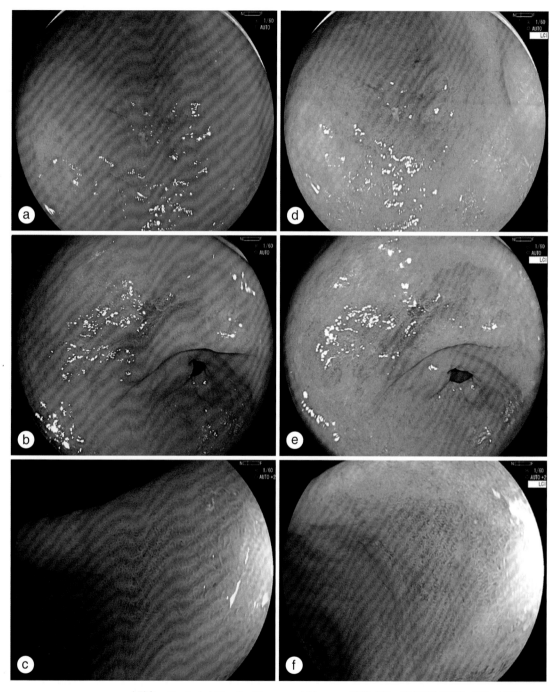

（引自： Cao J, et al. Digestive Diseases and Sciences， 2020. DOI： 10.1007/s10620－020－06289－0.）

图 1 - 3 胃早癌在 WLI 与 LCI 下图像

图 a~f 与 WLI 相比，胃早癌病变在 LCI 模式下更加凸显，边界范围也更加清晰可见。

■ 提高巴雷特食管及食管黏膜微小病变的辨识度

在食管黏膜病变诊疗方面,尤其对于普通白光不易精准判断的短节段巴雷特食管及非糜烂性反流病(non-erosive reflux disease,NERD)黏膜微小病变的诊断方面,LCI 也具有不可忽视的临床应用价值。国外相关研究报道已证实,与 WLI 相比,LCI 技术可以显著提高短节段巴雷特食管及巴雷特食管瘤变的可视性,从而可以更好地进行靶向活检,提高诊断精确性。传统的白光内镜无法有效显示 NERD 患者食管微小的黏膜改变,而 LCI 通过增强病变与背景黏膜微小色差,提高了对比度,可以更好地帮助临床医生进行诊断。不仅如此,国内有研究[10]提示,WLI 联合 LCI 对 MCE 的检出率显著高于 WLI(48.9% $vs.$ 33.0%,$P <$ 0.001)。此外,与单纯使用 WLI 相比,WLI 与 LCI 联合使用能提高观察者间的一致性。

参考文献

[1] Shinozaki S,Osawa H,Hayashi Y,et al. Linked color imaging for the detection of early gastrointestinal neoplasms [J]. Therapeutic Advances in Gastroenterology,2019,12:175628481988524.

[2] Ono S,Dohi O,Yagi N,et al. Accuracies of endoscopic diagnosis of helicobacter pylori-gastritis:multicenter prospective study using white light imaging and linked color imaging [J]. Digestion,2019,99:1-7.

[3] Majima A,Dohi O,Takayama S,et al. Linked color imaging identifies important risk factors associated with gastric cancer after successful eradication of *Helicobacter pylori* [J]. *Gastrointest Endosc*. Epub ahead of print 9 July 2019. DOI:10.1016/j.gie.2019.06.043.

[4] Fukuda H,Miura Y,Osawa H,et al. Linked color imaging can enhance recognition of early gastric cancer by high color contrast to surrounding gastric intestinal metaplasia [J]. *J Gastroenterol*,2019,54:396-406.

[5] Ono S,Kato M,Tsuda M,et al. Lavender color in linked color imaging enables noninvasive detection of gastric intestinal metaplasia [J]. *Digestion*,2018,98:222-230.

[6] Mizukami K,Ogawa R,Okamoto K,et al. Objective endoscopic analysis with linked color imaging regarding gastric mucosal atrophy:a pilot study [J]. *Gastroenterol Res Pract*,2017,2017:5054237.

[7] Fujiyoshi T,Miyahara R,Funasaka K,et al. Utility of linked color imaging for endoscopic diagnosis of early gastric cancer [J]. World Journal of Gastroenterology,2019,25(10):1248-1258.

[8] Yoshifuku Y,Sanomura Y,Oka S,et al. Evaluation of the visibility of early gastric cancer using linked color imaging and blue laser imaging [J]. Bmc Gastroenterology,2017,17(1):150.

[9] Gao J,Zhang X,Meng Q,et al. Linked color imaging can improve detection rate of early gastric cancer in a high risk population:a multi-center randomized controlled clinical trial [J]. Digestive Diseases and Sciences,2020. DOI:10. 1007/s10620-020-06289-0.

[10] Deng P,Min M,et al. Linked color imaging improves detection of minimal change esophagitis in non-erosive reflux esophagitis patients [J]. Endoscopy International Open,2018,6:E1177-E1183.

第二章
咽喉部病变

咽部在解剖学上分为鼻咽、口咽及喉咽。咽部恶性肿瘤以鼻咽癌和扁桃体癌多见,特别是鼻咽癌,我国在世界上相对高发[1]。咽部的喉咽又称下咽,与食管入口毗邻,部位隐秘,普通检查难以到达该处,在临床上分为 3 个解剖区:梨状窝、环状软骨后区(简称环后区)、喉咽后壁区。下咽部的组织学类型与食管相似,均是鳞状上皮,分为黏膜层(鳞状上皮层、黏膜固有层)、黏膜下层、固有肌层及外膜,其中下咽部的黏膜层结构缺乏黏膜肌层,此处肿瘤性病变容易发生淋巴结转移。咽喉部癌与食管癌相同,其发生与酒精、吸烟存在明确关系[2,3]。在食管癌的病例中,同时性或异时性咽喉癌多见,其中食管多源癌和食管内多发拒染及淡染(斑驳样食管)患者是咽喉癌的高危人群。由于咽喉部有扁桃体、淋巴滤泡等结构,正常情况下也是凹凸不平。同时非无痛患者检查时反应较大,常不能充分观察咽喉部。因此,使用明亮而又高辨识度的内镜观察模式是发现病变的最佳方式。

参考文献

[1] Bray F, Ferlay J, Soerjomataram I, et al. Global cancer statistics 2018:GLOBOCAN estimates of incidence and mortality worldwide for 36 cancers in 185 countries [J]. CA Cancer J Clin, 2018,68:394 - 424.

[2] Akhtar S, Sheikh AA, Qureshi HU. Chewing areca nut, betel quid, oral snuff, cigarette smoking and the risk of oesophageal squamous-cell carcinoma in South Asians:a multicentre case-control study [J]. Eur J Cancer, 2012,48:655 - 661.

[3] Asakage T, Yokoyama A, Haneda T et al. Genetic polymorphisms of alcohol and aldehyde dehydrogenases, and drinking, smoking and diet in Japanese men with oral and pharyngeal squamous cell carcinoma [J]. Carcinogenesis, 2007,28:865 - 874.

Case *1* | 咽部低级别上皮内瘤变

（病例提供　中国医科大学附属第一医院　张惠晶）

— 内镜所见 —

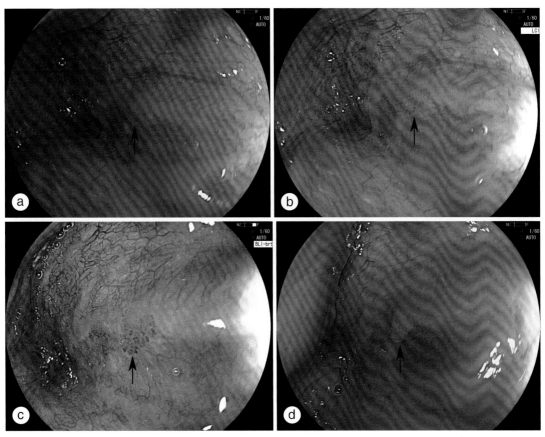

图 a WLI 模式，可见咽部右侧壁一处黏膜略发红（黑色实线箭头所示），范围欠清晰，轮廓不明显。

图 b LCI 模式，对比观察可以看到 LCI 模式由于亮度的提高及色泽对比度的增强，使病灶呈现出明显的橘红色（黑色实线箭头所示），与周边黏膜色泽对比明显，较 WLI 易辨认。

图 c BLI－brt 模式与 WLI 模式相比，可将病变轮廓清晰地呈现而且图像更明亮（黑色实线箭头所示）。

图 d 1.5% 卢戈液染色，病变处呈现为界限清晰的不染区。

— 病理所见 —

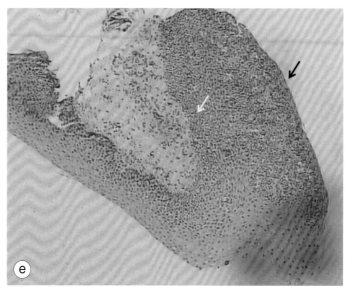

图 e （咽部）低倍镜下所见，鳞状上皮糜烂（黑箭头）、再生，间质水肿、充血，有中量炎细胞浸润。 基底层细胞轻度异型增生（黄箭头）。

病理诊断 鳞状上皮黏膜急慢性炎、糜烂伴部分上皮呈低级别上皮内瘤变。

（病理注释：袁静）

第三章
食管病变

第一节　食管乳头状瘤

食管乳头状瘤的发病率为 0.01%～0.43%,男女均可发病,女性多于男性,多发生在 40 岁以上,临床表现无特异症状,少数病例有胸骨后痛,吞咽困难。多数患者是在行胃镜检查时偶然发现,是发生于食管鳞状上皮的良性上皮性肿瘤,多为分叶状、无蒂或亚蒂,颜色与食管相同或轻度褪色,乳头状结构似海葵状,近距离观察可见乳头状结构中央的血管,放大观察下乳头内没有异形的血管结构。组织学上为血管结缔组织增生及无异型的复层上皮乳头状增生。其病理学表现为数量增加的鳞状细胞排列而成的指状突出组织[1]。乳头状瘤发病原因不明,其发生可能与黏膜损伤、胃食管反流、人类乳头瘤病毒感染等因素有关[2,3]。食管乳头状瘤的生长方式主要是外生型,其次内生型,峰型少见。病理共同特点为食管鳞状上皮增生,呈大小不一的乳头状突起,分化成熟,中央为纤维血管组成的中心轴,伴有棘层增生,表面常有过度角化和角化不全。

食管乳头状瘤偶有恶变倾向,应予以切除,直径小的瘤体用活检钳一次即可钳除,直径大的瘤体可用高频电圈套切除,病变切除后不易复发。

参考文献

[1] Kuwano H, Ueo H, Sugimachi K, et al. Glandular or mucus-secreting components in squamous cell carcinoma of the esophagus [J]. Cancer, 1985, 56: 514-518.

[2] Fernández-Rodríguez CM, Badia-Figuerola N, Ruiz del Arbol L, et al. Squamous papilloma of the esophagus: report of six cases with long-term follow-up in four patients [J]. Am. J. Gastroenterol., 1986, 81: 1059-1062.

[3] Szántó I, Szentirmay Z, Banai J, et al. Squamous papilloma of the esophagus. Clinical and pathological observations based on 172 papillomas in 155 patients [J]. Orv Hetil, 2005, 146: 547-552.

（病例提供　中国人民解放军总医院第一医学中心　王楠钧）

― 内镜所见 ―

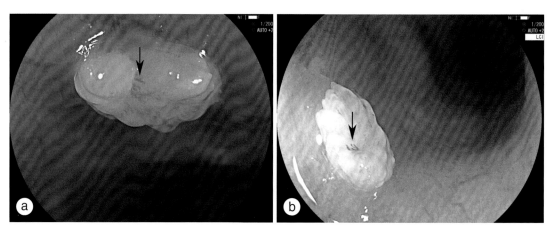

图 a　白光下可见单发浅白色有光泽的较扁平隆起型肿物，边界清晰，表面略呈结节状及分叶状改变，大小约 0.6 cm × 0.5 cm，肿物内部似可透见部分血管样改变（黑色实线箭头所示）。

图 b　LCI 模式下，可见肿物表面色泽变得更白，边界清晰，结节状及分叶状改变更加明显，白光下所见肿物内部血管样改变愈加明显，并可看到更多较清晰的细小血管样结构（黑色实线箭头所示）。

― 病理所见 ―

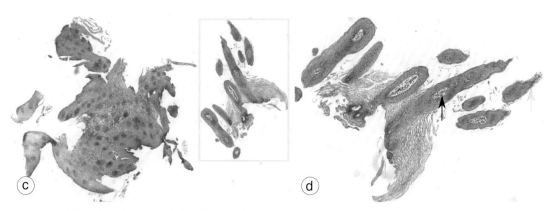

图 c、d　（食管中上段）两图均为低倍镜下所见。　图 c 示少许表浅鳞状上皮及乳头状瘤（黄框）。图 d 显示鳞状上皮失去正常层次，呈大小不一的乳头状突起，上皮分化成熟，中央为纤维血管组成的轴心（黑箭头），表面有过度角化（黄箭头所示的红染物）。

病理诊断　食管鳞状上皮黏膜乳头状瘤。

（病理注释：袁静）

（病例提供　内蒙古科技大学包头医学院第二附属医院　年媛媛）

— 内镜所见 —

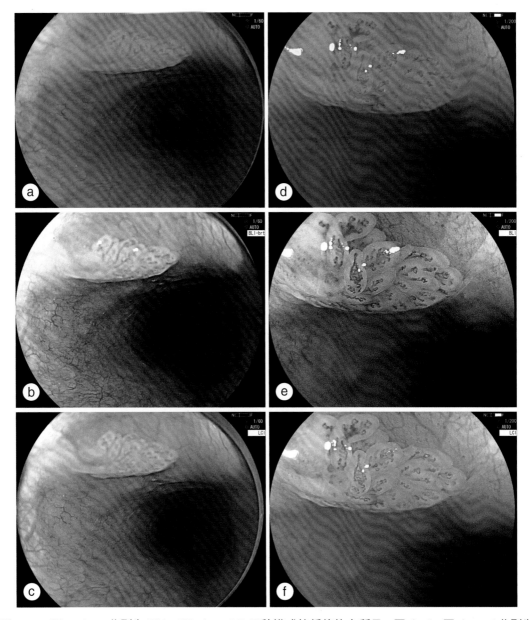

图 a～c　图 a、b、c 分别为 WLI、BLI – brt、LCI 三种模式的低倍放大所见；**图 d～f**　图 d、e、f 分别为 WLI、BLI、LCI 三种模式的中倍放大所见。　从三种模式所示图像可以看出，BLI 和 LCI 对乳头状瘤表面结构和血管的观察均优于 WLI。

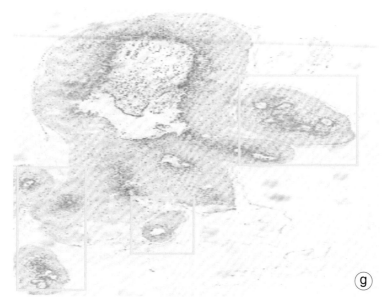

ⓖ

图 g　（食管中上段）食管乳头状瘤的生长方式主要是外生型，其次内生型，峰型较少见。 如图低倍镜下所见，病理特点为光镜下食管鳞状上皮增生伴乳头状突起（黄框），上皮分化成熟，中央见纤维血管轴心，可见棘层增生。

病理诊断　食管乳头状瘤。

（病理注释：袁静）

（病例提供　广西壮族自治区人民医院　蒋长秀）

― 内镜所见 ―

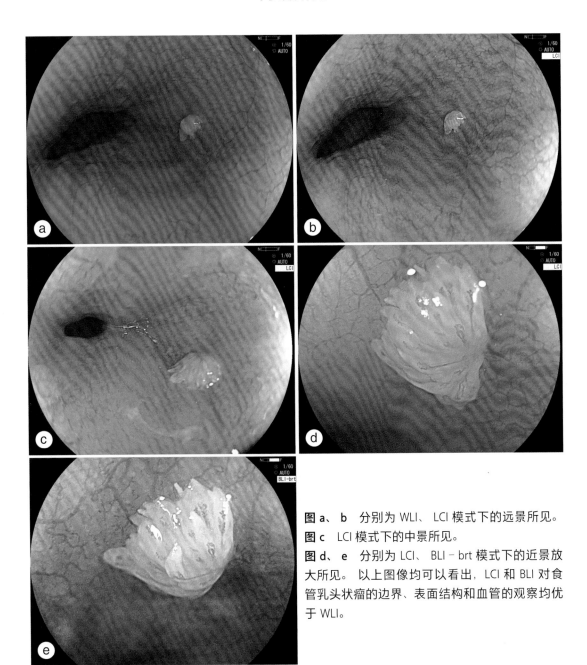

图 a、b　分别为 WLI、LCI 模式下的远景所见。
图 c　LCI 模式下的中景所见。
图 d、e　分别为 LCI、BLI－brt 模式下的近景放大所见。以上图像均可以看出，LCI 和 BLI 对食管乳头状瘤的边界、表面结构和血管的观察均优于 WLI。

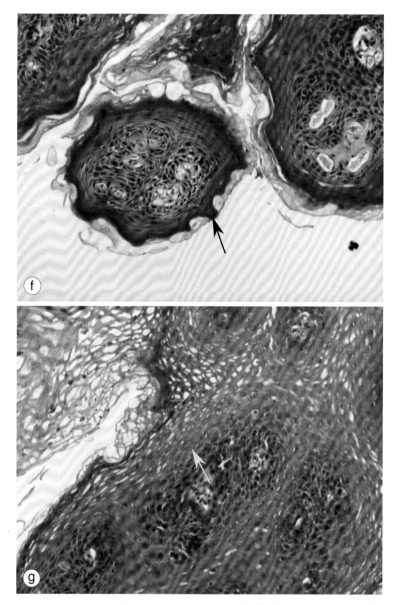

图 f、g （食管上段）两图均为低倍镜下所见。 可见食管鳞状上皮增生伴乳头状突起，上皮分化成熟，中央见纤维血管轴心，可见棘层增生（黄箭头）及角化过度（黑箭头）。

病理诊断 食管鳞状上皮乳头状瘤。

（病理注释：袁静）

鳞状上皮乳头瘤样增生

（病例提供　广西壮族自治区人民医院　蒋长秀）

— 内镜所见 —

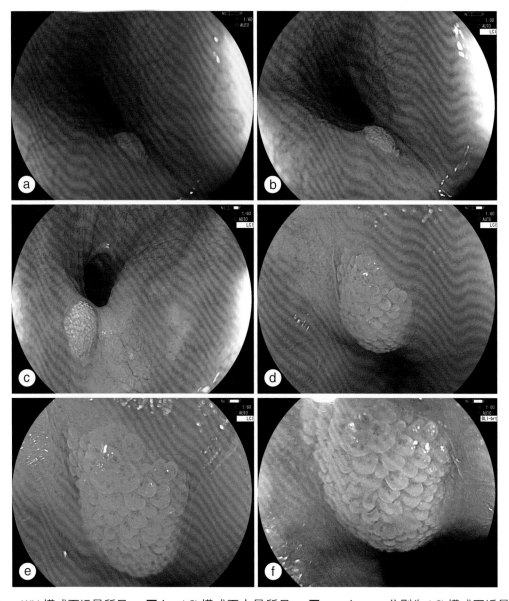

图 a　WLI 模式下远景所见。　**图 b**　LCI 模式下中景所见。　**图 c、d、e**　分别为 LCI 模式下近景低倍、中倍、高倍放大所见。　**图 f**　BLI－brt 模式下近景高倍放大所见。　图 a~ f 示：食管黏膜见一白色隆起，表面似呈颗粒状/绒毛状，与周围黏膜界限清楚，LCI 及 BLI 模式均较 WLI 模式更能清楚呈现病变的界限和表面结构。

— 病理所见 —

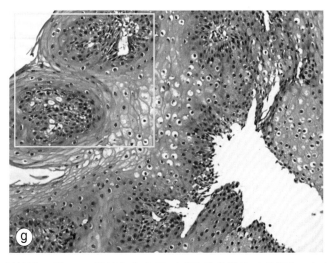

图 g （食管上段）低倍镜下所见。 鳞状上皮表层形成乳头状结构（黄框），中央见纤维血管轴心。

病理诊断 食管鳞状上皮乳头状瘤。

（病理注释：袁静）

第二节 真菌性食管炎

真菌性食管炎主要是由白念珠菌感染所致。念珠菌广泛存在于自然界中,正常人皮肤、口腔、肛门、阴道中都可分离出该菌,以消化道带菌率最高,但一般情况下不会导致食管炎。当机体抵抗力减弱或正常机体微生物丛间的拮抗作用失衡时便可乘虚侵犯全身多个系统引起深部真菌感染,食管是较常侵犯的器官。近年来因抗生素、激素、免疫抑制剂、抗肿瘤药物的广泛应用,以及器官移植和慢性衰竭疾病患者日益增多,同时内镜检查应用诊断水平的提高,食管真菌感染屡有报道,尤其是获得性免疫缺陷综合征(AIDS)以及食管癌合并真菌性食管炎,颇为常见[1]。

内镜直视下刷检以及活检是诊断真菌性食管炎的最佳诊断方式,单凭内镜下表现不足以诊断。典型真菌性食管炎有坚固的黏附斑块,冲洗掉后可见充血、易脆的表面。而且真菌性食管炎并不是总有附着斑块出现。内镜诊断优势在于可直观地刷检、活检,并可评估食管炎的严重程度,轻度者有大小不等的圆形隆起,白苔类似豆腐渣易除去;中度者有纵行白苔,周围充血水肿,未被覆盖的黏膜发红,食管蠕动减弱但无僵硬;重度者沿食管长轴见隆起片状豆腐渣样污秽斑块及血痂,活检钳除去白苔可见发红且易出血的黏膜,黏膜完全剥脱者食管外观平滑呈灰色[2]。

按照 Kodsi 分级标准,真菌性食管炎患者内镜下表现可以分为 4 级。1 级:患者的食管壁可见 2 mm 以下的隆起白斑和黏膜充血;2 级:患者的食管壁可见 2 mm 以上的隆起白斑和黏膜充血;3 级:患者的食管壁见结节样或融合的白色斑块隆起,可见食管黏膜充血及溃疡;4 级:在 3 级的内镜下表现基础上,尚有食管黏膜易脆,还可见食管狭窄。

参考文献

[1] 于皆平,沈志祥,罗和生.实用消化病学[M].3 版.北京:科学出版社,1999:163-167.

[2] Mathieson R, Dutta S K. Candida esophagitis [J]. Digestive Diseases & Sciences,1983,28(4):365-370.

　　　　　　　　|　　　真菌性食管炎（1级）

（病例提供　中国人民解放军总医院第一医学中心　王楠钧）

─ 内镜所见 ─

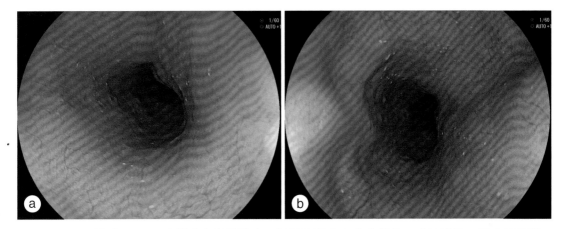

图 a、b WLI 模式下，可见食管中上段黏膜表面被覆部分白色斑点状物，难以冲洗，尚未及伪膜。病变所累及食管黏膜尚未及明显水肿、充血、糜烂、溃疡。

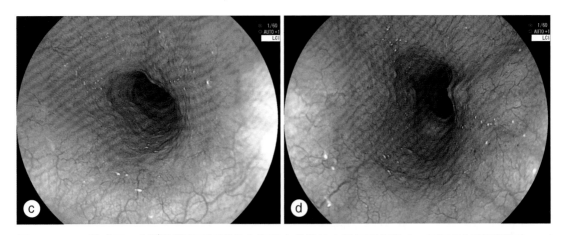

图 c、d LCI 模式下，食管黏膜表面被覆的白色斑点状物较白光下更加发白，显示更加清晰明了。

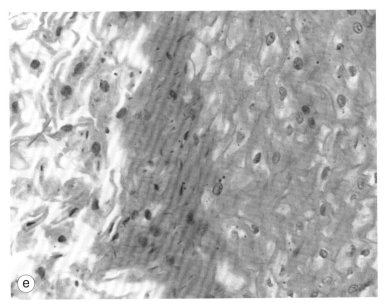

图 e （食管中段）中倍镜下所见。 鳞状上皮增生、表层细胞变性、坏死，见极少许菌丝（黄箭头）。

病理诊断 真菌性食管炎。

（病理注释： 袁静）

Case 2   真菌性食管炎（2级）

（病例提供　中国人民解放军总医院第一医学中心　王楠钧）

— 内镜所见 —

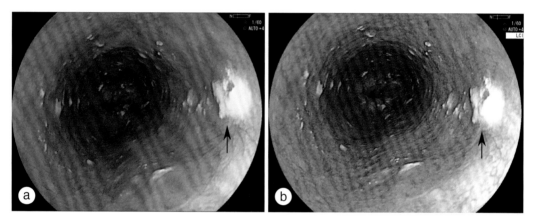

图 a、b　食管环周可见散在多发白苔附着，部分白苔直径超过 2 mm（黑色箭头所示），周围黏膜未见确切充血水肿，未见溃疡形成。

— 病理所见 —

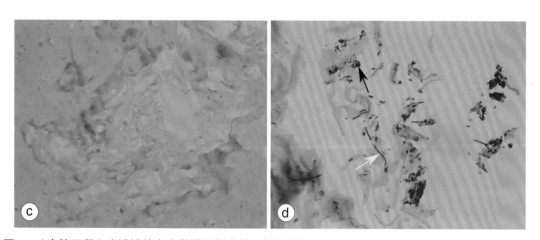

图 c　（食管下段）表浅鳞状上皮黏膜组织变性、坏死明显。

图 d　PAS 染色见真菌菌丝（黄色箭头）及孢子（黑色箭头）。

病理诊断　　真菌性食管炎。

（病理注释：袁静）

第三节 反流性食管炎

反流性食管炎的内镜下分类,目前世界上广泛采用 1994 年发表的 LA 分类方法(洛杉矶分型)。这种分类将黏膜损伤定义为:与周围正常黏膜有界限清楚的、表面无白苔的发红区域。洛杉矶分型:①LA-A 为 1 个或 1 个以上黏膜破损,长径≤5 mm;②LA-B 为 1 个或 1 个以上黏膜破损,长径>5 mm,但无融合性病变;③LA-C 为黏膜破损有融合,但<75%食管周径;④LA-D 为黏膜破损有融合,至少达到 75%的食管周径。反流性食管炎约占胃食管反流病(GERD)的 30%~40%。近年来,特别是治疗方面的研究多采用洛杉矶分型。有报道显示,PPI(奥美拉唑、兰索拉唑、泮托拉唑)治疗 8 周后,83.6%的患者食管炎愈合,症状改善率为 77.4%。目前认为反流性食管炎的严重程度是判断 GERD 预后的重要指标。研究发现,轻度食管炎(LA-A、LA-B 级)患者通常治疗 4 周即可治愈,而重度食管炎患者通常需 8 周,甚至更长时间,且愈合率低[1]。

参考文献

[1] 陆星华,张泰昌.反流性食管炎诊断及治疗指南(2003 年)[J].中华消化内镜杂志,2004,21(4):221-222.

Case 1 | 反流性食管炎（LA-A）

（病例提供　中国人民解放军总医院第一医学中心　王楠钧）

— 内镜所见 —

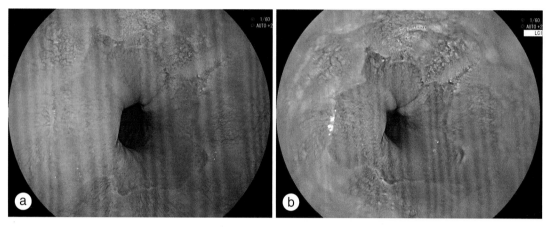

图 a　WLI 模式下，齿状线边界上方食管黏膜多处损伤，彼此不融合，破损长度均≤5 mm，镜下可诊断为反流性食管炎（LA-A）。

图 b　LCI 模式下，损伤的黏膜与正常黏膜组织色差更加明显，呈紫色，病变长度显示更加清晰、准确。

内镜诊断　反流性食管炎（LA-A）。

| Case 2 | 反流性食管炎（LA-B） |

（病例提供　中国人民解放军总医院第一医学中心　王楠钧）

一 内镜所见 一

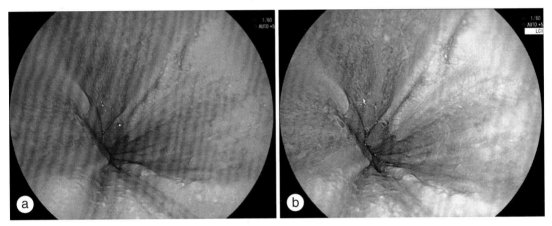

图 a WLI 模式下，齿状线上方食管黏膜多处损伤，彼此不融合，部分破损长度 > 5 mm，镜下可诊断为反流性食管炎（LA-B）。

图 b LCI 模式下，损伤的黏膜与正常黏膜组织色差更加明显，呈紫色，病变长度显示更加清晰、准确。

内镜诊断　反流性食管炎（LA-B）。

（病例提供　中国人民解放军总医院第一医学中心　王楠钧）

— 内镜所见 —

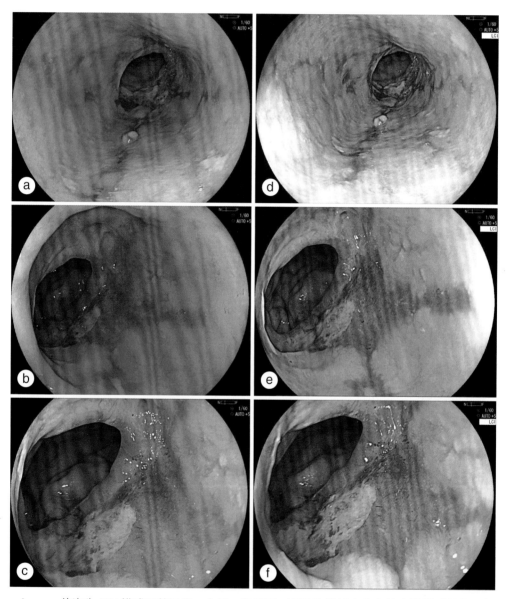

图 a、b、c 依次为 WLI 模式下的远景、中景、近景图，可见齿状线上方多处食管黏膜损伤，部分彼此融合，未超过管腔环周 3/4，镜下可诊断为反流性食管炎（LA‐C）。

图 d、e、f 依次为 LCI 模式下的远景、中景、近景图，可见损伤的黏膜与正常黏膜组织色差更加明显，呈紫色，病变长度和范围显示更加清晰、准确。

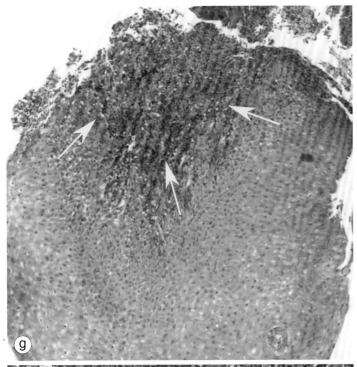

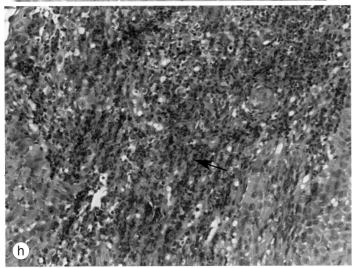

图 g （食管下段）低倍镜下显示鳞状上皮黏膜重度急、慢性炎伴糜烂（黄箭头），部分上皮增生。

图 h 显示上皮内及上皮下固有层内见大量中性粒细胞浸润（黑箭头）。

病理诊断 反流性食管炎。

（病理注释：袁静）

（病例提供　中国人民解放军总医院第一医学中心　王楠钧）

一 内镜所见 一

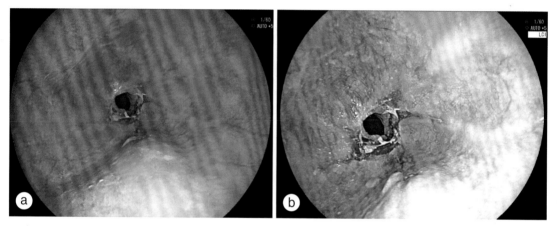

图 a　WLI 模式下，可见食管慢性溃疡性炎性反应改变，导致瘢痕形成和食管狭窄，黏膜多处损伤，部分彼此融合，未超过管腔环周 3/4，镜下可诊断为反流性食管炎（LA-C）。

图 b　LCI 模式下，损伤的黏膜与正常黏膜组织色差更加明显，呈紫色，病变长度和范围，以及溃疡样表现显示更加清晰、准确。

内镜诊断　　反流性食管炎（LA-C）。

Case 5 | 反流性食管炎（LA-D）

（病例提供 中国人民解放军总医院第一医学中心 王楠钧）

— 内镜所见 —

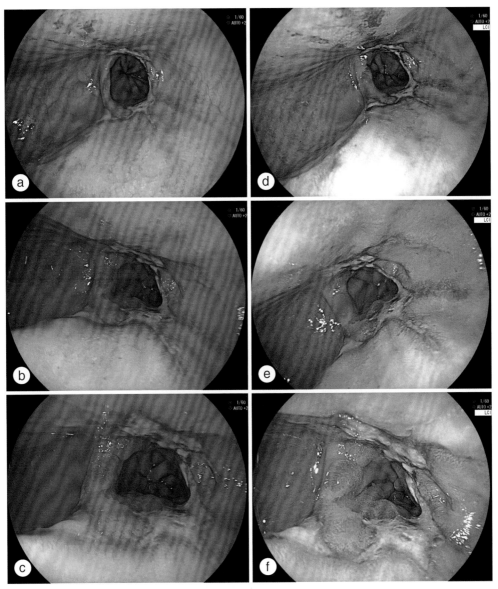

图 a、b、c 依次为 WLI 模式下的远景、中景、近景图，可见齿状线上方多处食管黏膜损伤，部分彼此融合，达管腔环周 3/4，镜下可诊断为反流性食管炎（LA-D）。

图 d、e、f 依次为 LCI 模式下的远景、中景、近景图，可见损伤的黏膜与正常黏膜组织色差更加明显，呈紫色，病变长度和范围，以及溃疡样表现显示更加清晰、准确。

─ 病理所见 ─

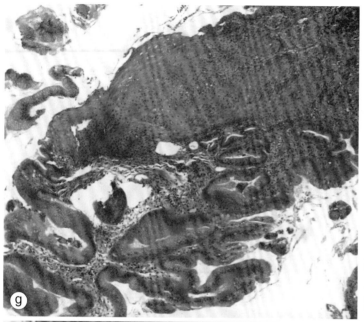

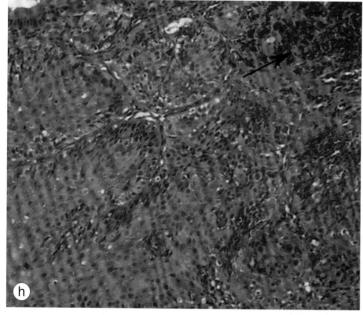

图 g　（食管下段）低倍镜下所见，鳞状及柱状上皮黏膜重度急、慢性炎伴糜烂，部分鳞状上皮增生。

图 h　（食管下段）低倍镜下所见，示上皮内及上皮下固有层内见多量炎细胞浸润（黑箭头）。

病理诊断　反流性食管炎。

（病理注释：袁静）

第四节 巴雷特食管

巴雷特食管是胃食管反流病的并发症,内镜下可见食管鳞状上皮与胃柱状上皮的交界线(齿状线,又称 Z 线,squamous-columnar junction,SCJ)相对于胃食管结合部上移≥1 cm,病理证实食管下段的正常复层鳞状上皮被化生的柱状上皮所取代。其化生可为胃底上皮样化生、贲门上皮样化生以及特殊肠型化生(specific intestinal metaplasia,SIM),其中伴有肠上皮化生的巴雷特食管发生癌变的风险更大。巴雷特食管内镜下分型如下:

(1) 按化生的柱状上皮长度分型。①长段巴雷特食管:化生的柱状上皮累及食管全周且长度≥3 cm;②短段巴雷特食管:化生的柱状上皮未累及食管全周或虽累及全周但长度为1~3 cm。

(2) 按内镜下形态分型:全周型、舌型及岛型[1]。

(3) Prague CM 分型:"C"代表全周型化生黏膜的长度,"M"代表非全周型化生黏膜的最大长度。

为明确有无肠化及异型增生(上皮内瘤变),对全周型病变建议纵向每间隔 2 cm 的四壁分别活检 1 块,舌型病变每 2 cm 最少活检 1 块。巴雷特食管是食管癌前病变,发生食管癌的概率比正常人群高 30~50 倍。对巴雷特食管但缺少肠上皮化生者,3~5 年内应再次予以内镜检查并活检[2]。

参考文献

[1] 于皆平,沈志祥,罗和生.实用消化病学[M].3 版.北京:科学出版社,1999:115-116.

[2] Eisen G M,Sandler R S,Murray S,et al. The relationship between gastroesophageal reflux disease and its complications with Barrett's esophagus [J]. The American Journal of Gastroenterology,1997,92(1):27-31.

（病例提供　苏州大学附属第二医院　于广秋）

— 内镜所见 —

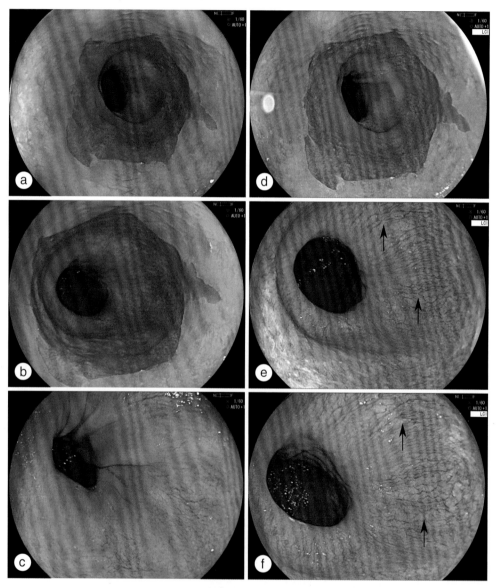

图 a～c 依次为 WLI 模式下远景、中景、近景观察所见，齿状线不规则上移，部分呈舌状，食管下段纵行血管网下段可见腺上皮呈星状、舌状向上延伸，可见食管胃接合部（EGJ）。

图 d～f 依次为 LCI 模式下远景、中景、近景观察所见。 **图 d** 鳞状上皮与柱状上皮交接的齿状线更清晰。 **图 e、f** 可见柱状上皮黏膜呈紫色，栅状血管（黑色实线箭头所示）更加清晰地显露，可以更好地界定食管胃结合部（EGJ）。 黏膜边界与食管胃结合部不一致，诊断为短段巴雷特食管 C2M2。

一 病理所见 一

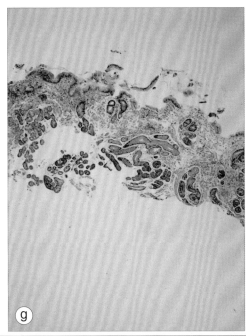

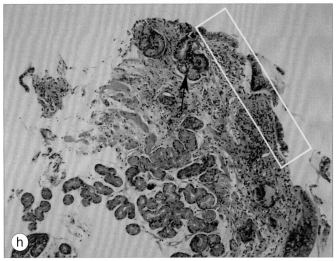

图 g （胃食管结合部）低倍镜下可见胃柱状上皮黏膜组织。

图 h （胃食管结合部）低倍镜下可见黏膜表面被覆黏液柱状上皮（黄框），个别腺体肠化，可见散在杯状细胞（黑箭头）。

病理诊断 黏液柱状上皮黏膜组织，个别腺体肠化，结合取材部位，考虑为巴雷特食管。

（病理注释：袁静）

（病例提供　中国人民解放军总医院第一医学中心　李薹）

一 内镜所见 一

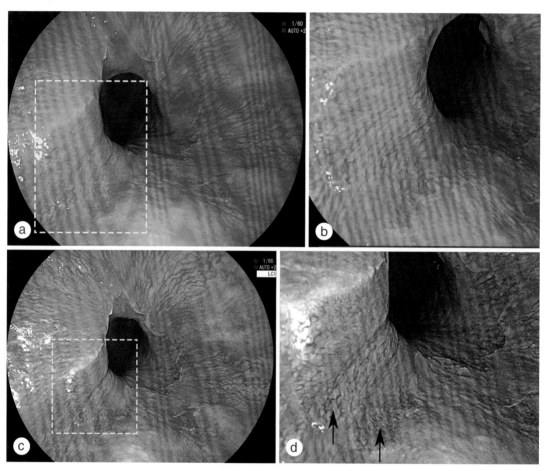

图 a、b WLI 模式下远景、近景观察所见，齿状线部分呈舌状上移（黄色虚线框区域），黏膜边界与食管胃结合部不一致但未形成全周柱状上皮化生，判断为 COM1。

图 c、d LCI 模式下远景、近景观察所见，舌状上移区域更清晰，可见柱状上皮黏膜呈紫色，栅状血管（黑色实线箭头所示）更加清晰地显露。

（病例提供　苏州大学附属第二医院　于广秋）

— 内镜所见 —

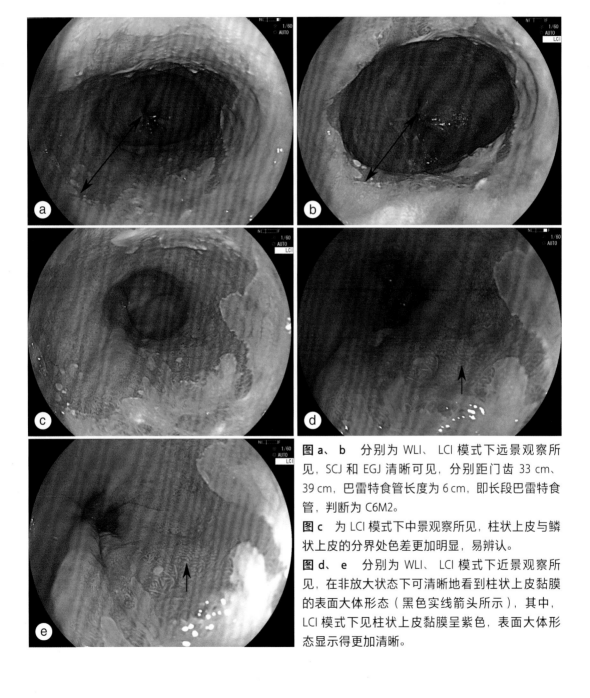

图 a、b　分别为 WLI、LCI 模式下远景观察所见，SCJ 和 EGJ 清晰可见，分别距门齿 33 cm、39 cm，巴雷特食管长度为 6 cm，即长段巴雷特食管，判断为 C6M2。

图 c　为 LCI 模式下中景观察所见，柱状上皮与鳞状上皮的分界处色差更加明显，易辨认。

图 d、e　分别为 WLI、LCI 模式下近景观察所见，在非放大状态下可清晰地看到柱状上皮黏膜的表面大体形态（黑色实线箭头所示），其中，LCI 模式下见柱状上皮黏膜呈紫色，表面大体形态显示得更加清晰。

— 病理所见 —

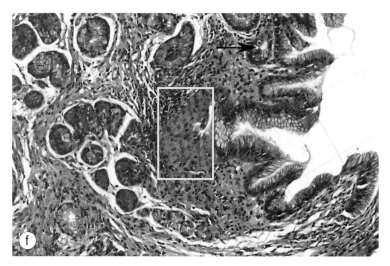

图 f （胃食管结合部）中倍镜下见肠化的黏液柱状上皮及未完全取代的鳞状上皮（黄框），个别腺体肠化、可内见散在杯状细胞（黑箭头）。

病理诊断　　黏液柱状上皮及少许鳞状上皮黏膜组织，个别腺体肠化，结合取材部位，符合巴雷特食管。

（病理注释：袁静）

第五节　嗜酸性食管炎

　　嗜酸性粒细胞性食管炎(EoE)是一种以嗜酸性粒细胞浸润为主要特征的慢性食管炎症,是一种慢性免疫介导的食管疾病,其特征在于与食管功能障碍有关的症状,以及显著的食管嗜酸性粒细胞增多。组织病理学表现为每高倍视野下多丁 15 个嗜酸性粒细胞。主要临床表现为吞咽梗阻、食物嵌顿及反流样症状等。诊断主要依据其典型临床表现及食管病理,并且排除可能导致该类临床表现的其他食管及食管外疾病。内镜下无特征性表现,主要病变部位在食管,而胃及十二指肠黏膜无异常。可表现为横向及纵向的线状槽沟、表面有白色物附着(呈点状、颗粒样或隆起于表面黏膜)、横向的黏膜环(可呈一过性或持续性)、食管狭窄、由于内镜通过或扩张所致的黏膜皱褶样改变。虽然任何一种表现都不能确诊 EoE,但若出现多于 1 种以上的表现,则提示 EoE 的可能。白色斑块是嗜酸细胞聚集 4 个以上的嗜酸细胞性微脓肿。激素治疗有效,但使用方法及使用时间尚未有明确结论[1,2]。

参考文献

[1] 范颖楠,马洪升.嗜酸细胞性食管炎研究进展[J].国际消化病杂志,2011,19(2):32-34.
[2] 张晓岚,安君艳.嗜酸细胞性食管炎的诊断和治疗进展[J].中国消化内镜,2008,28(8):5-9.

嗜酸性食管炎

（病例提供 中山大学附属第一医院 张宁）

— 内镜所见 —

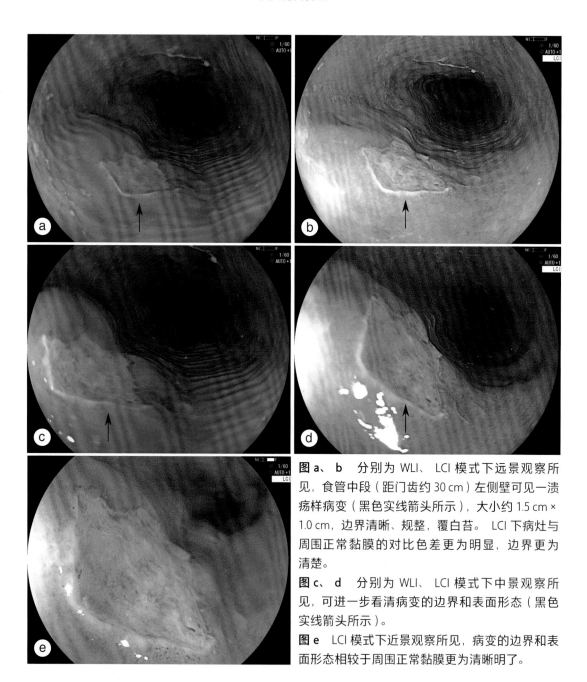

图 a、b 分别为 WLI、LCI 模式下远景观察所见，食管中段（距门齿约 30 cm）左侧壁可见一溃疡样病变（黑色实线箭头所示），大小约 1.5 cm × 1.0 cm，边界清晰、规整，覆白苔。LCI 下病灶与周围正常黏膜的对比色差更为明显，边界更为清楚。

图 c、d 分别为 WLI、LCI 模式下中景观察所见，可进一步看清病变的边界和表面形态（黑色实线箭头所示）。

图 e LCI 模式下近景观察所见，病变的边界和表面形态相较于周围正常黏膜更为清晰明了。

病理所见

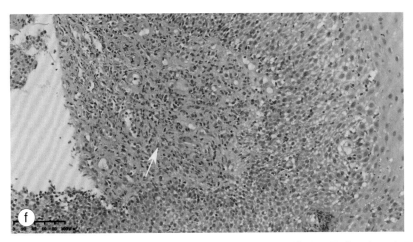

图 f （食管中段）低倍镜下所见。 食管黏膜鳞状上皮基底层细胞增生，黏膜固有层内见较多淋巴细胞、嗜酸性粒细胞（约 20 个/HPF）（胞质嗜酸性，分叶核，一般为两叶；黄箭头）浸润。

病理诊断 食管黏膜急、慢性炎，黏膜固有层内见较多淋巴细胞、嗜酸性粒细胞（约 20 个/HPF）浸润，结合临床，符合嗜酸性食管炎。

（病理注释： 袁静）

第六节　食管平滑肌瘤

食管平滑肌瘤是最常见的食管良性肿瘤，大概占全部良性肿瘤的 $50\%\sim80\%$，病变增大缓慢，可终生不为患者所知。食管平滑肌瘤好发于食管下段，约占 53.7%；中段次之；上段最少，多为单发。食管平滑肌瘤有包膜，呈圆形或卵圆形，表面光滑，质地坚韧。肿瘤大小差异很大，多为 $2\sim5$ cm。瘤体除圆形或卵圆形外，也可呈生姜块状、马蹄状、哑铃状、条索状，也可环绕食管腔呈环状。内镜下通常黏膜完整，偶见中心有脐窝或溃疡形成，活检钳触之质实。典型的食管平滑肌瘤的临床表现多为吞咽不畅、胸骨后或上腹部不适、恶心、反酸、嗳气等症状，病程较长、进展缓慢，一部分患者无任何症状，因体检发现[1]。

参考文献

［1］于皆平,沈志祥,罗和生.实用消化病学［M］.3版.北京：科学出版社,1999：132-135.

（病例提供　中国人民解放军总医院第一医学中心　王楠钧）

一　内镜所见　一

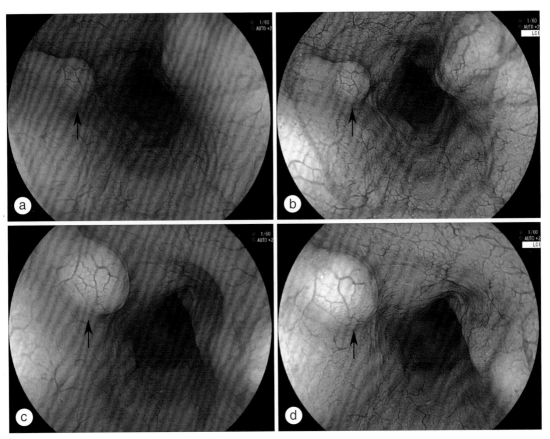

图 a、b 分别为 WLI、LCI 模式下远景观察所见。食管中段隆起型病变（黑色箭头所示），表面光滑，色泽大体同周围黏膜，略发白，活检钳触之硬，滑动感明显。

图 c、d 分别为 WLI、LCI 模式下中景观察所见。在 LCI 模式下，病变表面略发白样色泽较周围对比更加明显，病变大小、边界显示更加清晰、准确。

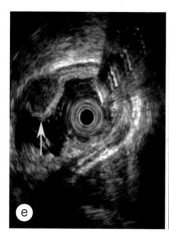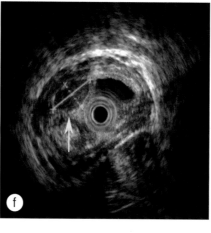

图 e、f 超声内镜表现，可见食管中段隆起型肿物起源于黏膜肌层，向腔内生长为主，内呈均质低回声改变，所测病变截面大小约 7.5 mm × 4.1 mm，考虑平滑肌瘤可能性大。

— 病理所见 —

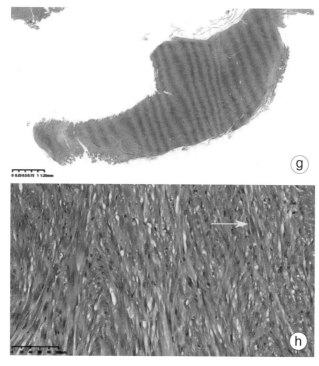

图 g （食管中上段）低倍镜下观察，见肿瘤形态不规则，胞质嗜酸性。

图 h 肿瘤细胞呈梭形（黄箭头），胞质嗜酸，肿瘤细胞呈束状排列。

病理诊断 （食管）平滑肌瘤。

（病理注释：袁静）

第七节　食管胃黏膜异位

食管胃黏膜异位多发生于食管上段(距门齿 15～20 cm)，内镜下表现为橘红色或红色的岛状、圆形或椭圆形的斑块，可单发或多发，多发生于食管的右壁及后壁；表面平坦、隆起或者凹陷，黏膜有的光滑，也有的呈结节状。异位胃黏膜大小不一，小的只能在光学显微镜下看到，最大径可达 3～5 cm。

食管胃黏膜异位的发生机制尚不明确，多数研究认为其是食管先天胚胎发育时鳞状上皮覆盖柱状上皮的残留表现，但也有学者认为是慢性酸腐蚀或其他慢性损伤导致的柱状上皮化生，或颈部食管含有柱状上皮的囊泡破裂导致的。食管胃黏膜异位目前没有内镜下分型，根据临床症状、组织学特点制定的临床分型共五型：Ⅰ型，食管胃黏膜异位但不伴随症状；Ⅱ型，食管胃黏膜异位伴吞咽困难、吞咽痛等临床症状；Ⅲ型，指在Ⅱ型基础上存在并发症，如溃疡、出血；Ⅳ型，指病理提示存在上皮内瘤变；Ⅴ型，指病理提示有癌变[1,2]。

参考文献

［1］房殿春.食管胃黏膜异位的诊治现状［J］.消化及介入诊疗，10.3961.issn.1672－2159.2013.01.00.

［2］Azar C，Jamali F，Tamim H，et al. Prevalence of endoscopically identified heterotopic gastric mucosa in the proximal esophagus：endoscopist dependent［J］. J Clin Gastroenterol，2007，41：468－471.

（病例提供　中国人民解放军总医院第一医学中心　李薨）

一 内镜所见 一

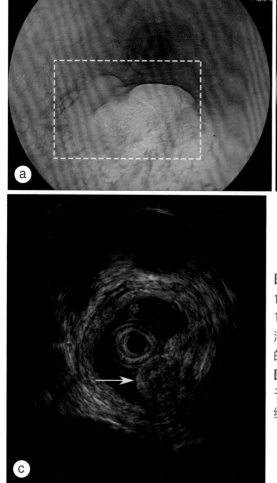

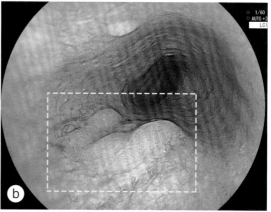

图 a、b　分别为 WLI、LCI 模式下中景观察所见，食管上段一处不规则结节状隆起改变，大小约为 1.2 cm × 1.2 cm。LCI 模式下观察可见病变表面呈淡紫色，腺管结构更加清晰，病变边界因黏膜色调的强化更加易识别。

图 c　超声内镜下表现，可见食管隆起型改变起源于黏膜层，向腔内生长，内呈均质较高回声改变，结合内镜下表现，考虑食管胃黏膜异位可能。

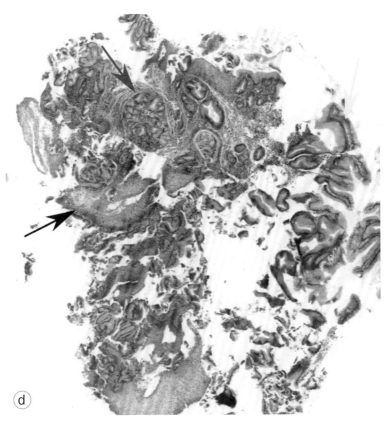

(d)

图 d 低倍镜下所见，柱状上皮（黄箭头）及少许鳞状上皮（黑箭头）黏膜慢性炎，上皮下见胃黏膜固有腺体（红箭头）。

病理诊断 结合部位，符合胃黏膜异位。

（病理注释：袁静）

第八节　食管黑色素沉积症

食管黑色素沉着症是在消化管黏膜上沉积黑色素或黑色素类似物所致,肉眼呈褐色或黑褐色的色调变化,常因出血后发现,而不是血红蛋白或含铁血红蛋白沉着色素颜色发生改变。除食管可有黑色素以外,十二指肠、大肠也常发现,少数也有在胃、小肠者。食管以外的黑色素沉着症的黑色素颗粒为含铁及硫的蛋白质。大肠则为脂褐素的色素类似物,并非等同黑色素细胞产生的黑色素。内镜下食管黑色素沉积呈黑色-黑褐色-蓝黑色的不规则色素斑,或线条状,或圆形、椭圆形、地图形,多数在 1~5 mm 或 10 mm 以下,最大者可达 40 mm,占食管的 1/4 周,色调还可呈蓝黑,甚至灰色,碘染与正常黏膜一样着色良好,似老年人褐色斑。有大量饮酒史、吸烟史者多见,偶尔在食管癌中合并存在[1]。

参考文献

[1] Langer R,Becker K,Feith M,et al. Genetic aberrations in primary esophageal melanomas:molecular analysis of c-KIT,PDGFR,KRAS,NRAS and BRAF in a series of 10 cases [J]. Modern Pathology,2011,24(4):495-501.

Case 1 食管黑色素沉积症

（病例提供　中国人民解放军总医院第一医学中心　李蔚）

— 内镜所见 —

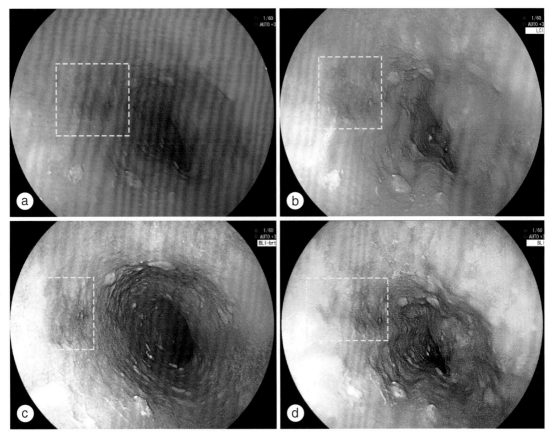

图 a~d 依次为 WLI、LCI、BLI－brt、BLI 模式下中景观察所见。 WLI（图 a）下观察可见食管一处大小约 0.4 cm × 0.3 cm 浅黑色片状黏膜，表面平坦、光滑。 LCI（图 b）下观察可见病变区域呈蓝黑色，相较白光下观察更清晰。 同样，BLI－brt（图 c）与 BLI（图 d）模式相比 WLI 模式，因病变与正常黏膜间的色差，使病变的形态、边界更加清晰。

一 病理所见 一

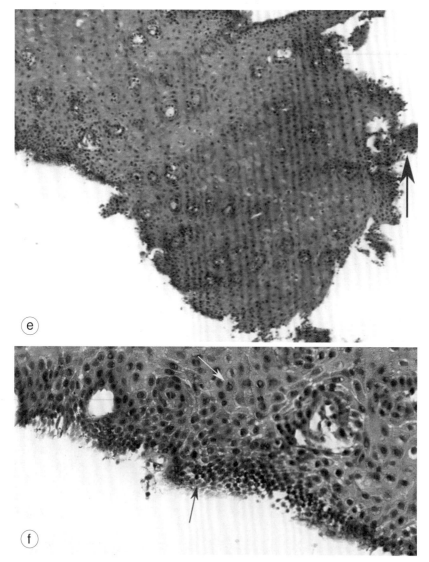

(e)

(f)

图e （食管中段）低倍镜下所见。 **图f** 局部高倍镜下所见。 可见正常的鳞状上皮细胞（黄箭头）周围有大量的黑色素颗粒沉积（红箭头）。 该病例是黑色素沉积症，是分泌的黑色素颗粒增多造成的，有别于黑色素细胞增生造成的肿瘤性病变。

病理诊断 食管黑色素沉积症。

（病理注释：陈光勇）

第九节　食管早癌

早期食管鳞癌(early esophageal squamous cell carcinoma)是指局限于食管黏膜层的鳞状细胞癌,不论有无淋巴结转移[1]。1999 年日本食管癌分型中对早期食管癌的定义是局限于黏膜层及黏膜下层并且无淋巴结转移的癌。但随后的研究发现,当肿瘤局限于黏膜层时淋巴结的转移率几乎为 0,而当肿瘤侵犯到黏膜下浅层时淋巴结转移率为 21%～29%,侵犯到黏膜下深层时淋巴结转移率为 50%～76%。所以,目前认为仅局限于黏膜层的食管鳞癌为早期食管鳞癌,而侵犯到黏膜下层的鳞状细胞癌属于浅表食管癌(superficial esophageal cancer)范畴。结合国内食管鳞癌高发区相关危险因素及流行病学相关调查研究,将一些相关概念总结如下。

(1) 食管鳞癌高风险人群,有以下任意 1 条者视为高危人群:①长期居住于食管鳞癌高发区;②一级亲属有食管鳞癌病史;③既往有食管病变史(食管上皮内瘤变);④本人有癌症史;⑤长期吸烟史;⑥长期饮酒史;⑦有不良饮食习惯如进食快、热烫饮食、高盐饮食、进食腌菜者。

(2) 一般风险人群:无上述任意 1 条者。

早期食管鳞癌及癌前病变在内镜下主要有以下几种表现:①颜色的改变,可为斑片状发红或发白,边界欠清晰;②黏膜形态的改变,微隆起或凹陷,亦有完全平坦型,黏膜比较粗糙,可伴有糜烂或结节,质地比较脆或硬,触碰易出血;③血管纹理的改变,黏膜下血管模糊或消失。观察时要注意调节充气量,充气过多或过少均会影响病变的诊断。

早期食管鳞癌内镜下可分为 3 种类型,即 0 - Ⅰ 型(隆起型)、0 - Ⅱ型(平坦型)、0 - Ⅲ 型(凹陷型)。0 - Ⅱ 型又可分为 0 - Ⅱa 型(浅表隆起型)、0 - Ⅱb(完全平坦型)型和 0 - Ⅱc 型(浅表凹陷型)。在放大内镜下,食管早癌有着异常的表现,目前临床应用较多的分型标准为井上分型(IPCL 分型)和 AB 分型。IPCL 可分为 5 型,其变化包括扩张、弯曲、不均匀、管径变化等特征,据此可初步诊断病变的性质,从正常食管黏膜、炎症、异型增生到癌[2]。AB 分型将食管黏膜浅表血管分为 A 型和 B 型。A 型为轻度异常或没有异常的血管,B 型为异常的血管(包括扩张、迂曲、口径改变及形态不均)。B 型又可分为 3 个亚型,即 B1 型、B2 型和 B3 型,分别提示肿瘤浸润至 M1 或 M2, M3 或 SM1, SM2[3]。

参考文献

［1］中华医学会消化内镜学分会消化系早癌内镜诊断与治疗协作组.中国早期食管鳞状细胞癌及癌前病变筛查与诊治共识(2015年,北京)[J].中华消化内镜杂志,2016,33(1): 3－18.

［2］Inoue H. Magnifying endoscopic diagnosis of tissue atypia and cancer invasion depth in the area of pharyngo-esophageal aquamous epithelium by NBI enhanced magnification image. IPCL pattern classification Cohen J.，2007.

［3］Oyama T. Usefulness of japan esophageal society classification of magnified endoscopy for the diagnosis of superficial esophageal squamous cell carcinoma［J］. Gastrointestinal Endoscopy，2012,84:75.

（病例提供　中国人民解放军总医院第一医学中心　王赞滔）

— 内镜所见 —

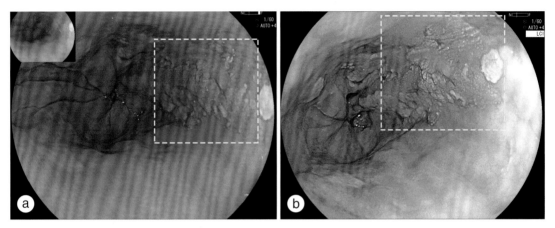

图 a　WLI 下于食管近贲门处可见散在白色斑块，白斑表面结构粗糙，或连成大片或聚集成簇，中间未覆盖黏膜颜色发红似皲裂样结构（黄色虚线框区域）。

图 b　LCI 模式下可对白斑表面结构及白斑间隙黏膜更加清晰的呈现（黄色虚线框区域）。

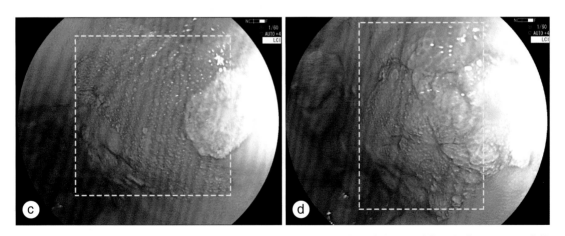

图 c、d　LCI 模式下中等放大的中景及近景观察，可清晰地观察到病变表面结构，但未见 IPCL 早癌的特征性表现（黄色虚线框区域）。

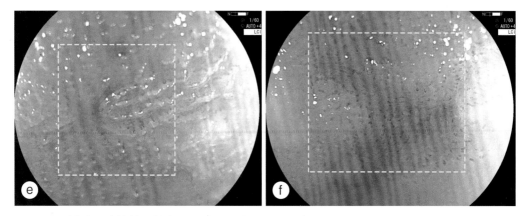

图 e、f LCI 模式下高倍放大的中景和近景观察，可见白色斑块间隙所显露黏膜，其 IPCL 呈 Ⅳ ～ Ⅴ 2 型（黄色虚线框区域）。

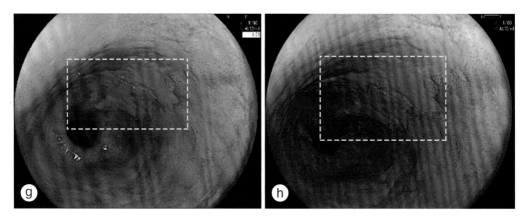

图 g、h LCI 模式（图 g）与 WLI 模式（图 h）碘染后的对比可更加清楚地辨识拒染及淡染的内镜下表现（黄色虚线框区域）。

一 病理所见 一

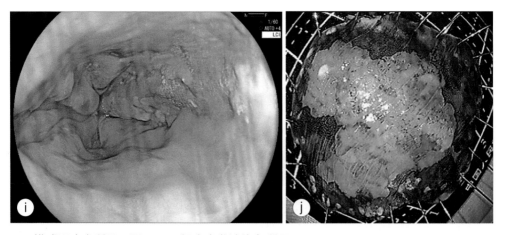

图 i LCI 模式下病变所见；图 j ESD 标本卢戈液染色所见。

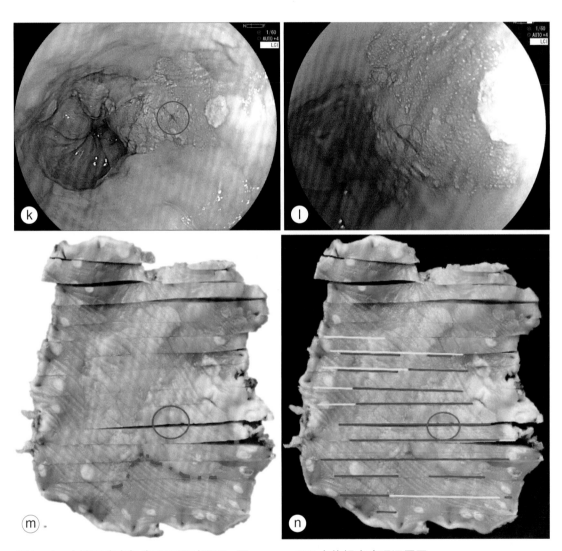

图 k、l 内镜下病变与病理还原对照图；**图 m、n** ESD 大体标本病理还原图。

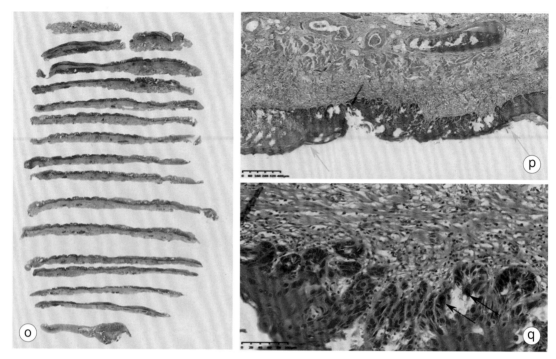

图 o ESD 大体病理图;**图 p** （食管 ESD 标本）低倍镜下见鳞状上皮肿瘤性改变和周围有明确的分界线（绿箭头）;**图 q** 中倍镜下增生之鳞状上皮细胞大小、形态和极向不一致，虽然异型增生的肿瘤细胞偏鳞状上皮基底侧，但异型性改变显著（黑箭头），而且呈泪滴样向固有层内浸润（红箭头），诊断为鳞状细胞癌，浸润固有层，水平及基底缘阴性，无血管及淋巴管侵犯。

值得一提的是，病理切片的病灶形态还原最适合这种切除面积大，没有大切片机纵行截断标本的病例，可以在镜下观察时将每一条切片所示病灶无差别的还原到体外标本上，最大限度地完成点对点的复盘。

此外，表皮化生被认定是良性病变，其组织学的定义是：鳞状黏膜中存在清晰的颗粒层和覆盖过度角化不良，与皮肤的表皮非常相似;内镜下有 4 大特征：明显的边界、白色、扁平或隆起、毛茸茸的鳞片状拒染。内镜下发现该类疾病即使活检为阴性也要提高警惕。

病理诊断 食管高分化鳞状细胞癌伴表面角化不全（0‑Ⅱa）。

（病理注释：袁静）

（病例提供　南京大学医学院附属鼓楼医院　张妮娜）

一　**内镜所见**（病变 1）　一

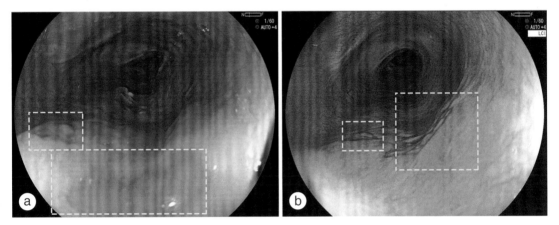

图 a　WLI 下于食管 25~28 cm 食管上段可见两处平坦型病灶，表面发红（黄色虚线框区域）。

图 b　LCI 模式下观察：色调对比增强，病变区域更加容易识别，范围更清晰（黄色虚线框区域）。

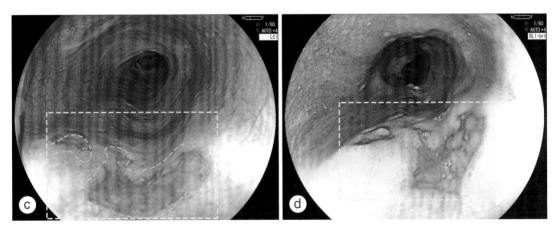

图 c　LCI 观察，色调对比增强，病变范围更清晰（黄色虚线框区域）。　**图 d**　BLI-brt 观察，病变呈茶色改变（黄色虚线框区域）。

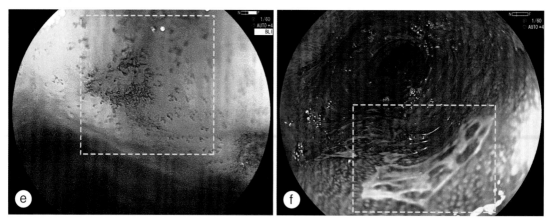

图 e　BLI 观察，IPCL 呈 type B1 型（黄色虚线框区域）。　**图 f**　卢戈氏液染色：病灶区域呈不染（黄色虚线框区域）。

― **病理所见**（病变 1）―

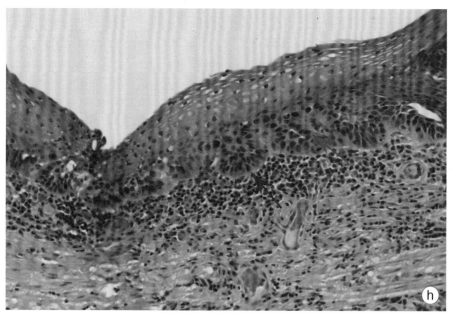

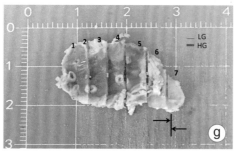

图 g　食管 25～28 cm ESD 标本。　**图 h** 中倍镜下，增生之鳞状上皮主要位于基底侧，并呈泪滴状浸润黏膜固有层（蓝箭头），增生之鳞状上皮细胞大小、形态和极向不一致（红箭头），诊断为鳞状细胞癌（基底层型），浸润固有层（SCC‐M2），水平及基底缘阴性，无血管及淋巴管侵犯。

病理诊断　食管鳞状细胞癌（基底层型），浸润黏膜固有层（M2）。

— **内镜所见**（病变 2）—

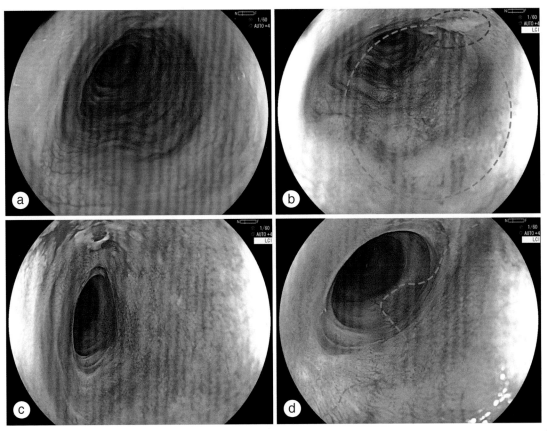

图 a　白光下食管中上段（29～32 cm）似可见片状黏膜发红，并不易辨识。

图 b～d　LCI 观察色调对比增强，病变显示更加清晰（图 b，浅紫色虚线区域），边界亦更明显（图 d，浅紫色虚线所示界限），环 1/2 周。

— **病理所见**（病变 2）—

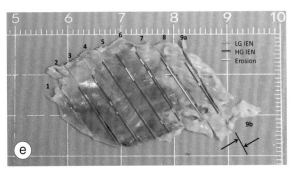

图 e　食管 29～32 cm ESD 标本复原图。

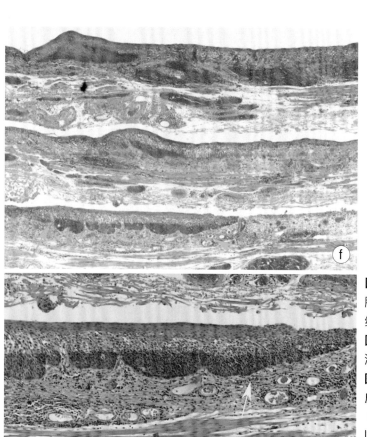

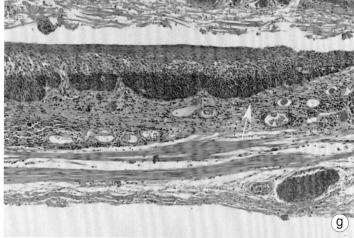

图f 低倍镜下，显示鳞状上皮
肿瘤性改变和周围有明确的分界
线（绿箭头）。

图g 中倍镜下，该分界线更加
清晰可见（黄箭头）。

图h 高倍镜下，增生之鳞状上
皮细胞大小、形态和极向不一致
（蓝箭头），累及鳞状上皮层1/2
以上，诊断为鳞状细胞高级别异
型增生（WHO标准）/鳞状细胞
癌（SCC－M1，日本标准），水
平及基底缘阴性，无血管及淋巴
管侵犯。

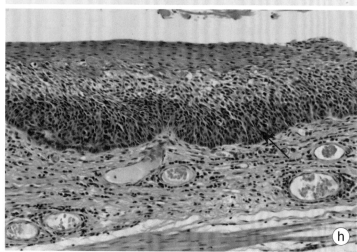

病理诊断 鳞状细胞高级别异型增生（WHO标准）/鳞状细胞癌（SCC－M1，日本标准）。

（病理注释：袁静）

（病例提供　中国医科大学附属第一医院　张惠晶）

一 内镜所见 一

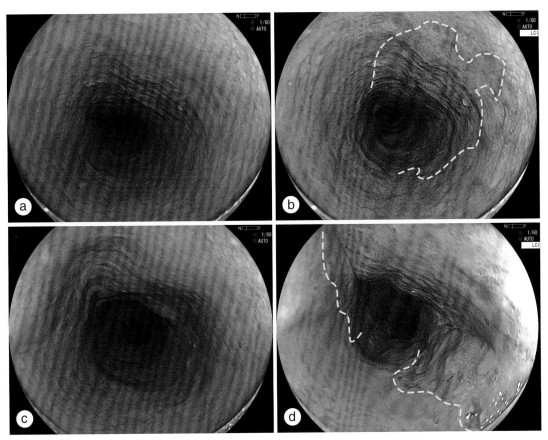

图 a、c WLI 模式下，食管右侧壁及前壁黏膜略发红，但与周围黏膜色差对比并不明显（图 a），继续进镜观察远处黏膜粗糙发红稍明显（图 c），但 WLI 下总体来看病变区域并不容易辨识。

图 b、d LCI 模式下，由于亮度的提高及色泽对比的增强，使病灶范围较白光模式下更容易辨认（图 b，黄色虚线所示界限），病变远端边界更加清晰、立体结构更加突出，病灶处呈紫红色（图 d，黄色虚线所示界限）。

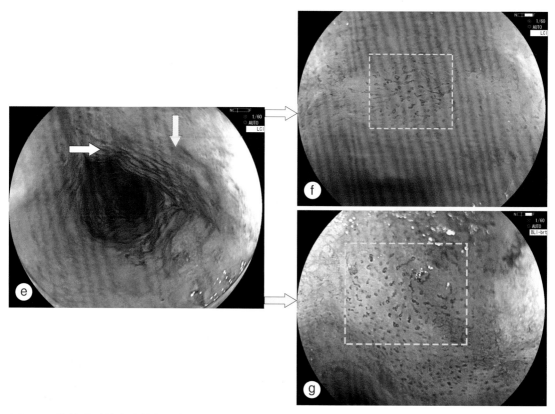

图 e 凹陷处通过放大内镜的观察。 **图 f、g** 凹陷处 LCI 及 BLI－brt 放大观察，可见 B1 型血管，局部见少许 B2 型血管（黄色虚线框区域），LCI（图 f）与 BLI－brt（图 g）放大模式下均可对微血管进行很好的显示。

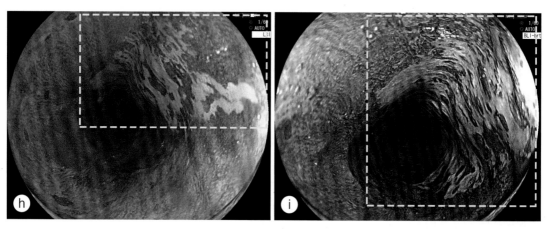

图 h 1.5% 卢戈液染色后，于 LCI 模式下可见病变处呈现为清晰的不染区，其间散在分布岛状浓染区（黄色虚线框区域）。

图 i BLI－brt 模式下观察银色征（＋）（黄色虚线框区域）。

— 病理所见 —

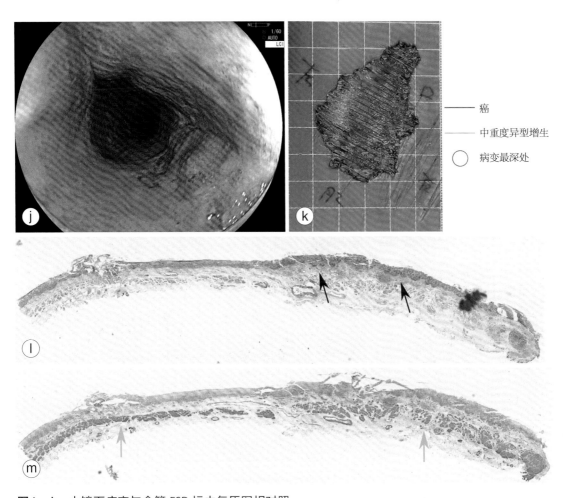

癌
—— 中重度异型增生
◯ 病变最深处

图j、k 内镜下病变与食管 ESD 标本复原图相对照。

图l、m 低倍镜下显示增生之鳞状上皮呈泪滴状浸润黏膜固有层（黑箭头），黏膜肌层完整（绿箭头）。

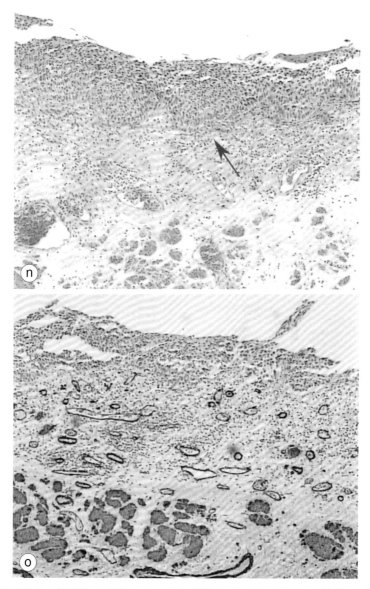

图 n、o 中倍镜下增生之鳞状上皮细胞大小、形态和极向不一致（图 n，红箭头），诊断为鳞状细胞癌，浸润固有层（SCC－M2），水平及基底缘阴性，无血管及淋巴管侵犯。

病理诊断 食管鳞状细胞癌，浸润黏膜固有层（M2）。

（病理注释：袁静）

Case 4 ｜ 食管早癌（0-Ⅱa）

（病例提供　中国医科大学附属第一医院　张惠晶）

─ 内镜所见 ─

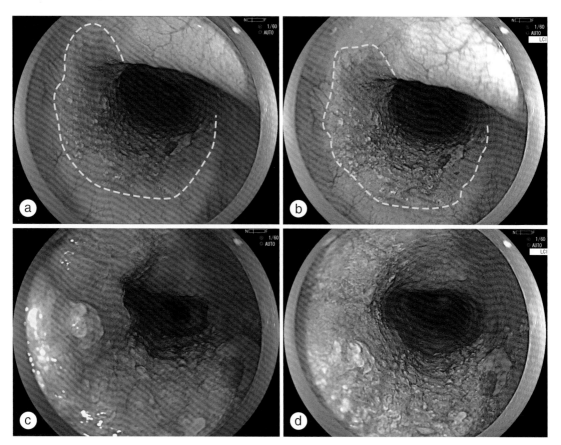

图 a、c WLI 模式下，可见食管左侧壁及后壁黏膜粗糙，呈白色斑块样改变，略隆起于黏膜表面（图 a，黄色虚线区域内）；近景观察，白斑中央可见发红黏膜（图 c）。

图 b、d LCI 模式下，由于亮度的提高及色泽对比的增强使病灶范围更加明显（图 b，黄色虚线所示界限），表面结构及白斑间黏膜亦更加清晰地呈现出来（图 d）。

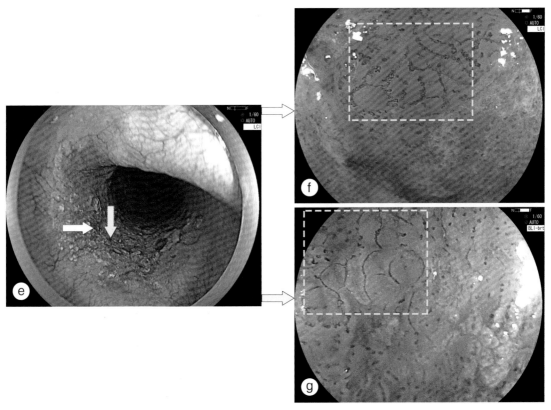

图 e 病变凹陷处进一步行放大内镜的观察。 **图 f、 g** LCI 及 BLI－brt 模式下放大观察可见 B1 型血管及 AVA（白箭头所示图 f 黄色虚线框区域），也可见到 B2 型血管及 AVA（黄箭头所示图 g 黄色虚线框区域），LCI（图 f）与 BLI－brt（图 g）放大模式下均可对血管进行很好地显示。

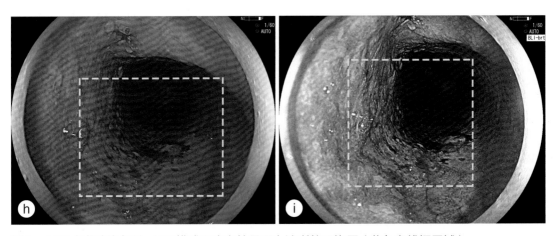

图 h 1.5% 卢戈液染色后，WLI 模式下病变处呈现为清晰的不染区（黄色虚线框区域）。
图 i BLI－brt 模式下观察银色征（＋）（黄色虚线框区域）。

病理所见

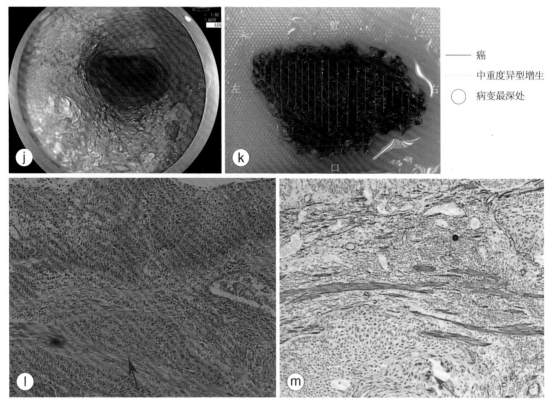

———— 癌
——— 中重度异型增生
◯ 病变最深处

图 j、k　内镜下病变所见（图 j）与 ESD 标本病理复原图（图 k）相对照。

图 l　HE 染色中倍镜下所见，可见高度异型增生之鳞状上皮巢滴浸润黏膜肌层（蓝箭头）。

图 m　免疫组织化学染色，显示癌巢穿透黏膜肌层至黏膜下层（红箭头），黏膜下层侵犯深度约 200 μm，诊断为鳞状细胞癌，浸润黏膜下层（SCC－SM1），水平及基底缘阴性，无血管及淋巴管侵犯。

病理诊断　食管鳞状细胞癌，浸润黏膜下层（SM1）。

（病理注释：袁静）

<table>
<tr><td>Case 5</td><td>食管早癌（0－Ⅱc）</td></tr>
</table>

（病例提供　哈尔滨医科大学附属第二医院　赵磊）

一　内镜所见　一

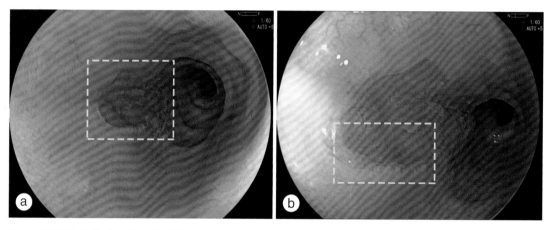

图 a　远景白光模式下食管上段前壁，可见红色凹陷病变（黄色虚线框区域），符合 0－Ⅱc 型病变。

图 b　近景白光模式下病灶区左侧略呈堤状，黏膜伸展不良（黄色虚线框区域）。

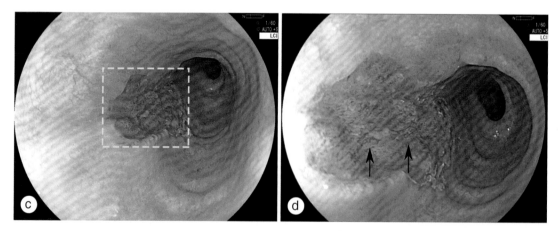

图 c　远景 LCI 模式下病变部位呈粉红色，与周边食道黏膜色调不一致（黄色虚线框区域）。

图 d　近景 LCI 模式下病灶表面可见红色丝绒状结构（黑色实线箭头所示）。

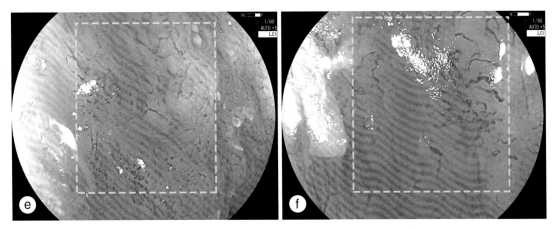

图 e LCI 模式下中度放大可见部分区域 IPCL 形态扭曲，形状不一致（黄色虚线框区域）。

图 f LCI 模式下强放大可见部分区域 IPCL 呈开襻状，直径不一，局部明显增粗，符合 JES 分型 B3 型（黄色虚线框区域）。

一 病理所见 一

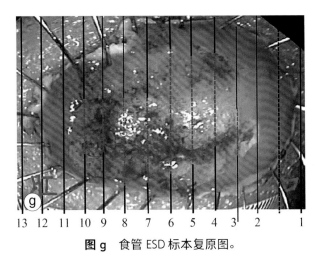

图 g 食管 ESD 标本复原图。

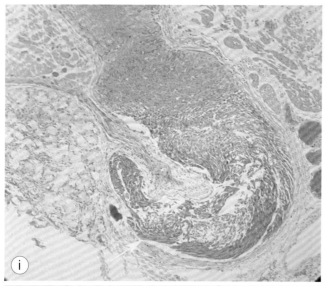

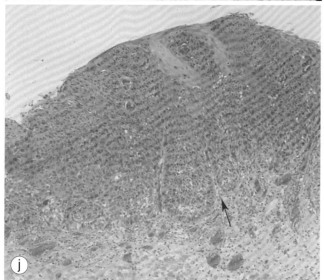

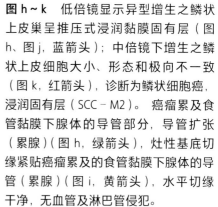

图 h~k 低倍镜显示异型增生之鳞状上皮巢呈推压式浸润黏膜固有层（图h、图j，蓝箭头）；中倍镜下增生之鳞状上皮细胞大小、形态和极向不一致（图k，红箭头），诊断为鳞状细胞癌，浸润固有层（SCC–M2）。癌瘤累及食管黏膜下腺体的导管部分，导管扩张（累腺）（图h，绿箭头），灶性基底切缘紧贴癌瘤累及的食管黏膜下腺体的导管（累腺）（图i，黄箭头），水平切缘干净，无血管及淋巴管侵犯。

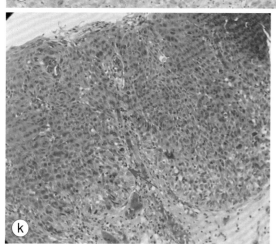

本病例较特殊,可见累腺。该受累导管是食管黏膜下层小涎腺的导管,一边与黏膜下层涎腺相连,一边开口于表面上皮。当表层鳞状上皮出现 HG/CA 时,可能会累及该导管,但不作为浸润深度评估的依据。

病理诊断　　食管鳞状细胞癌,浸润固有层（M2）。

（病理注释：　袁静）

（病例提供　苏州大学附属第二医院　于广秋）

一 内镜所见 一

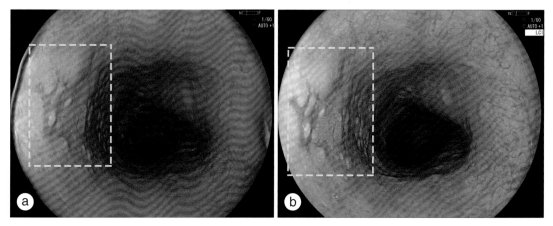

图 a、b　距门齿约 23 cm 左侧壁见一 0-Ⅱc 病变，边界不规则，表面粗糙，血管网消失，中央可见残存的正常黏膜（黄色虚线框区域）。 LCI 模式下（图 b）相较于 WLI 模式下（图 a），不规则、粗糙黏膜区域界限、色差更加明显（黄色虚线框区域）。

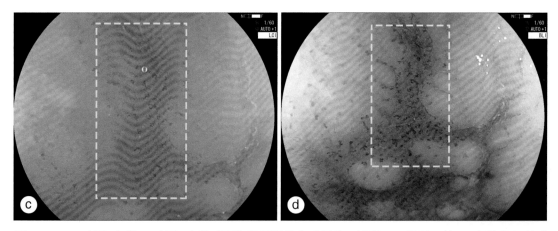

图 c、d　LCI（图 c）和 BLI（图 d）模式下均可见强放大后扭曲、扩张、口径不一的 B1 血管和不形成回路的 B2 血管（黄色虚线框区域）。

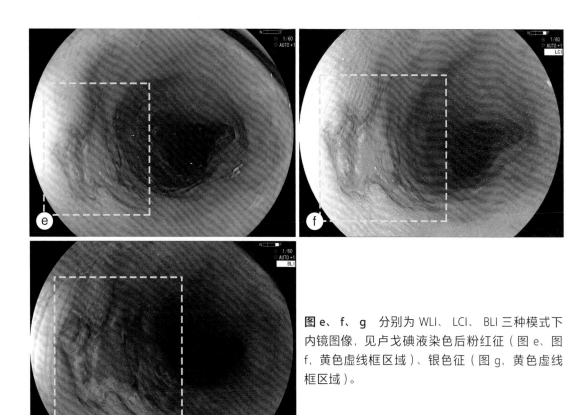

图 e、f、g 分别为 WLI、LCI、BLI 三种模式下内镜图像，见卢戈碘液染色后粉红征（图 e、图 f，黄色虚线框区域）、银色征（图 g，黄色虚线框区域）。

— 病理所见 —

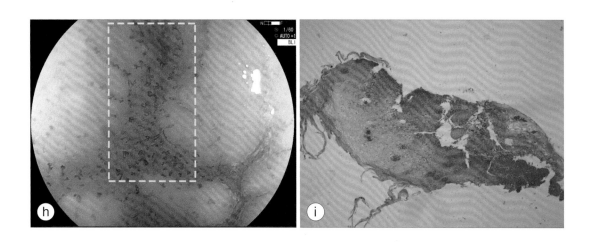

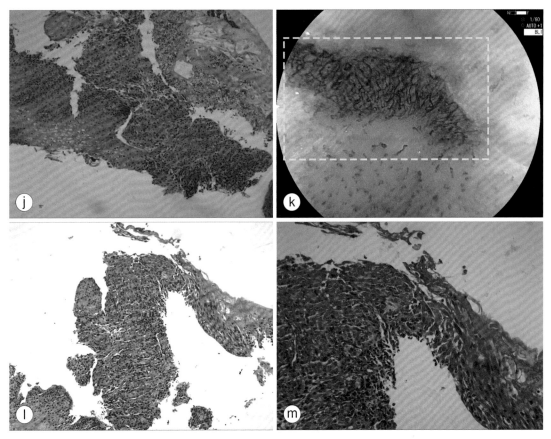

图 h～m BLI 模式下放大可见 B1 血管（h，黄色虚线框区域），对应活检后组织学表现为高分化鳞癌（i、j）；图 k 放大可见 B2 血管（黄色虚线框区域），对应活检后组织学表现为高分化鳞癌（l、m）。

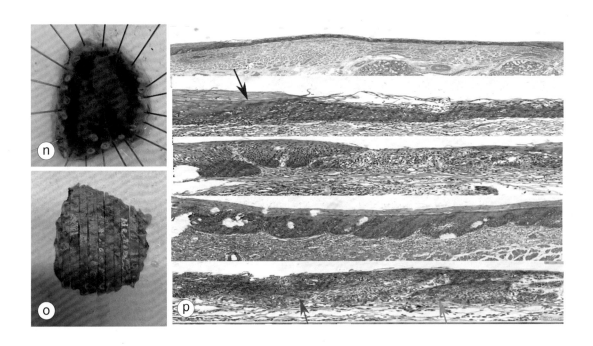

图 n、o （食管 ESD 标本）。 **图 p** 低倍镜下显示鳞状上皮肿瘤和非肿瘤性之间有清楚的分界线（黑箭头），异型增生的鳞状上皮巢呈推压性向黏膜固有层生长（红箭头），增生之鳞状上皮细胞大小、形态和极向不一致（绿箭头），诊断为鳞状细胞癌，浸润固有层（SCC－M2），水平及基底缘阴性，无血管及淋巴管侵犯。

病理诊断　食管鳞状细胞癌，浸润固有层（M2）。

（病理注释：袁静）

（病例提供　苏州大学附属第二医院　李海燕）

― 内镜所见 ―

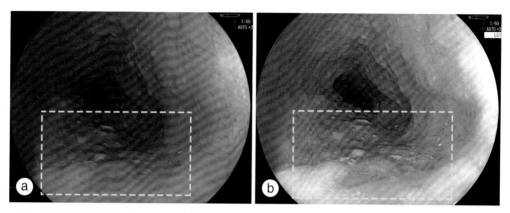

图 a　WLI 模式下食管距门齿 30～33 cm 后壁可见一 0‑Ⅱc 型病灶，表面发红，范围清晰，累及管腔近 1/3 周径（黄色虚线框区域）。

图 b　LCI 模式下可见色调对比度增强，病变区域更加容易辨认，范围更清晰（黄色虚线框区域）。

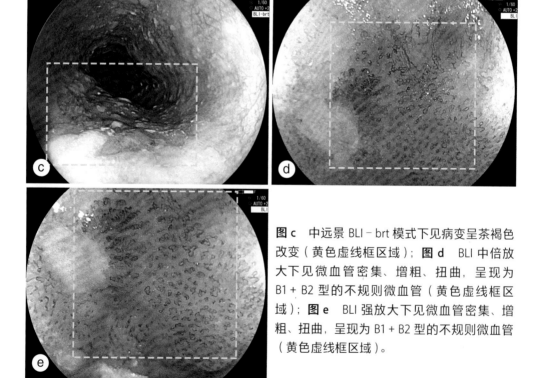

图 c　中远景 BLI‑brt 模式下见病变呈茶褐色改变（黄色虚线框区域）；**图 d**　BLI 中倍放大下见微血管密集、增粗、扭曲，呈现为B1＋B2 型的不规则微血管（黄色虚线框区域）；**图 e**　BLI 强放大下见微血管密集、增粗、扭曲，呈现为 B1＋B2 型的不规则微血管（黄色虚线框区域）。

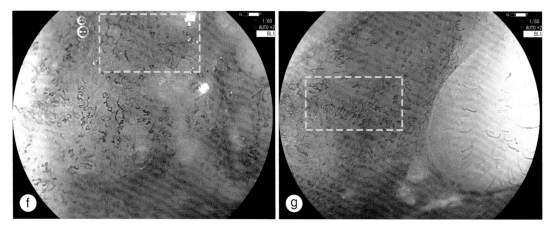

图 f、g BLI 强放大下可见 B1～B2 型不规则微血管，局部可见 AVA 区域（黄色虚线框区域），小于 0.5 mm。

― 病理所见 ―

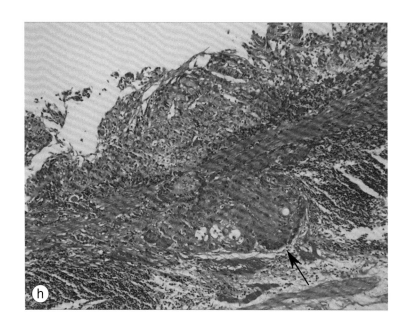

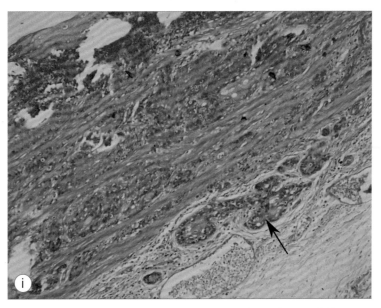

图 h、i 低倍镜下所见，可见鳞状细胞癌侵及黏膜下层，黏膜下层侵犯深度约 150 μm（两图黑箭头所示），未见脉管内癌栓，切缘未见癌累及。

病理诊断　食管鳞状细胞癌，侵及黏膜下层（SM1）。

（病理注释：袁静）

（病例提供　哈尔滨医科大学附属第二医院　赵磊）

— 内镜所见 —

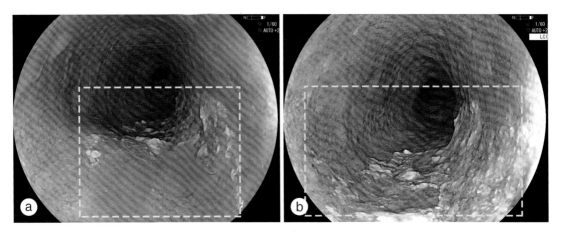

图 a　中远景白光模式下，食管上段可见一黏膜红斑，表面有白色黏液覆着，符合 0-Ⅱb 型病变（黄色虚线框区域）。

图 b　近景 LCI 模式下病变呈现紫红色，缺少树枝状血管网结构，左侧边界明显（黄色虚线框区域）。

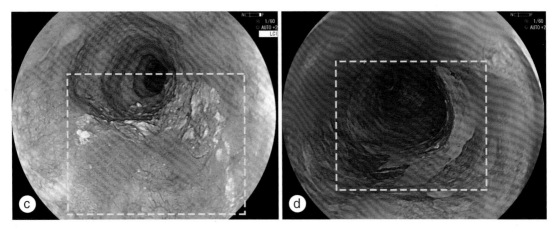

图 c　中远景 LCI 模式下，经过色调增强后，色差对比更加明显，口侧可见病灶边界（黄色虚线框区域）。

图 d　经卢戈碘液染色后，可见病变清晰边界（黄色虚线框区域）。

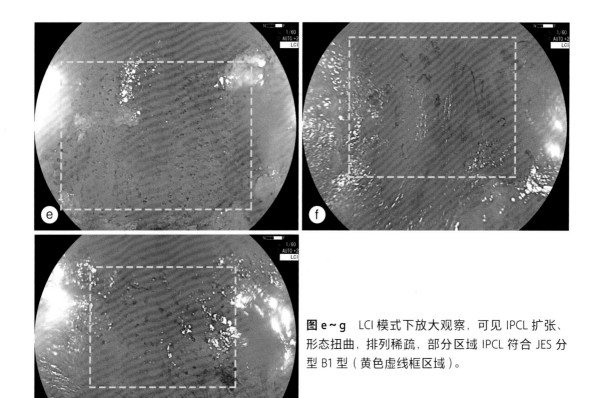

图 e~g LCI 模式下放大观察，可见 IPCL 扩张、形态扭曲，排列稀疏，部分区域 IPCL 符合 JES 分型 B1 型（黄色虚线框区域）。

— **病理所见** —

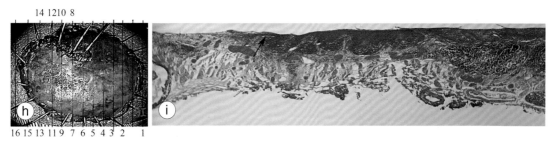

图 h 食管 ESD 标本复原图。

图 i 低倍镜下显示鳞状上皮肿瘤和非肿瘤性之间有清楚的分界线（黑箭头）。

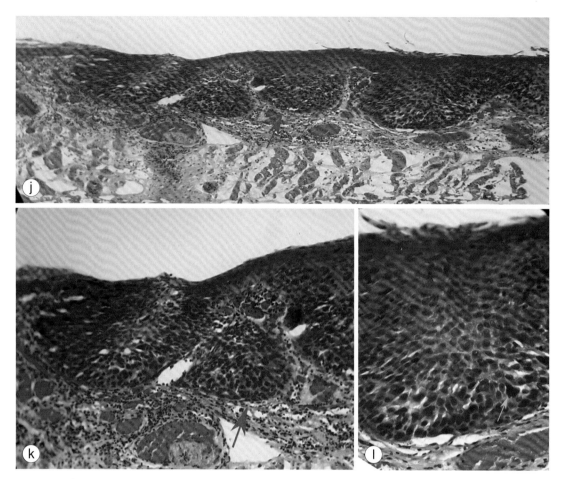

图 j、k　中倍镜下可见异型增生的鳞状上皮巢呈推压性向黏膜固有层生长（红箭头）。

图 l　高倍镜下增生之鳞状上皮细胞大小、形态和极向不一致（绿箭头），诊断为鳞状细胞癌，浸润固有层（SCC－M2），水平及基底缘阴性，无血管及淋巴管侵犯。

病理诊断　食管鳞状细胞癌，浸润固有层（M2）。

（病理注释：袁静）

（病例提供　重庆医科大学附属第二医院　邓磊）

― 内镜所见 ―

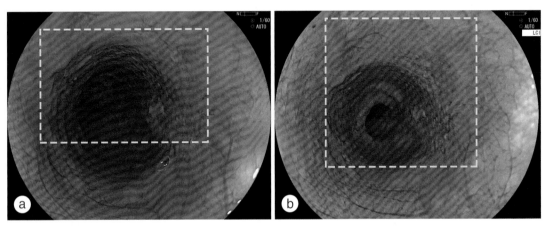

图 a　白光内镜可见食管黏膜糜烂，病变平坦，边界并不容易辨识（黄色虚线框区域）。
图 b　LCI 模式观察，病变可见较清晰边界（黄色虚线框区域）。

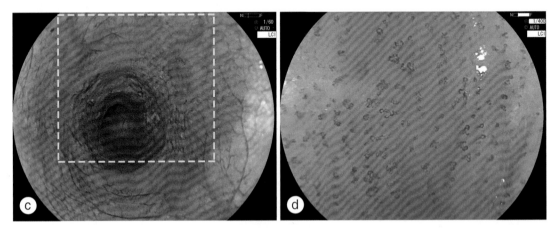

图 c、d　LCI 放大模式观察（图 d），相比于非放大模式（图 c），可见 IPCL 扩张、扭曲、内径不一，排列不规则呈 B1 型。

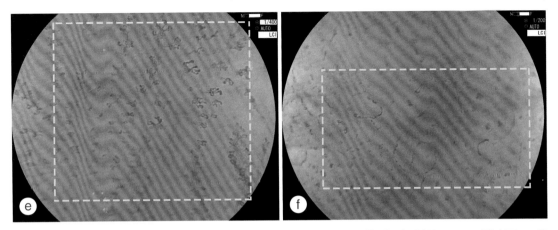

图 e、f　LCI 模式强放大观察，可见 IPCL 扩张、扭曲、内径不一，排列不规则呈 B1、B2 型（图 e，黄色虚线框区域），AVA－S（图 f，黄色虚线框区域）。

─ 病理所见 ─

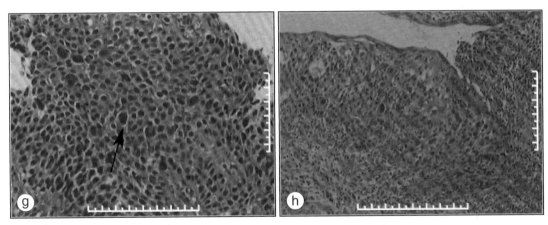

图 g　（食管）为中倍镜下所见，可见异型增生的鳞状细胞巢，肿瘤细胞大小、形状和极向紊乱（黑箭头）。 图 h　为低倍镜下所见，可见异型增生鳞状上皮巢浸润黏膜固有层（红箭头），诊断为鳞状细胞癌，浸润黏膜固有层（SCC－M2），水平及基底缘阴性，无血管及淋巴管侵犯。

病理诊断　食管鳞状细胞癌，浸润黏膜固有层（M2）。

（病理注释：袁静）

第四章
胃部病变

第一节　慢性胃炎

慢性胃炎的分类尚未统一，一般基于病因、内镜所见、胃黏膜病理变化和胃炎分布范围等相关指标进行分类。基于病因可将慢性胃炎分成幽门螺杆菌（Hp）胃炎和非 Hp 胃炎。Hp 感染是慢性胃炎的主要病因，将慢性胃炎分成 Hp 胃炎和非 Hp 胃炎有助于慢性胃炎治疗中重视对 Hp 的检测和治疗。基于内镜和病理诊断可将慢性胃炎分为萎缩性和非萎缩性两大类。基于胃炎分布可将慢性胃炎分为胃窦为主胃炎、胃体为主胃炎和全胃炎三大类。

1983 年，Warren 与 Marshall 等在胃炎患者的胃黏膜中发现了 Hp，使医学界对胃炎的认识取得了巨大的发展。Hp 感染导致胃黏膜发生炎细胞浸润、萎缩、肠化等一系列改变，相应的在内镜下也会出现特征性表现。因此，Hp 被认为是影响胃癌发生及环境中的重要可控因素之一，在国际 Hp 京都共识（H. Pylori Maastricht V 共识）中将 Hp 感染定义为一种感染性疾病，并认为 Hp 感染和胃癌的发生密切相关，根除 Hp 是预防胃癌的有效措施。但内镜下白光模式观察对 Hp 感染诊断没有令人满意的敏感度。LCI 下黏膜颜色的变化被特别强调为红色区域，使病变的识别更加容易，相关文献表明 Hp 阳性在 LCI 模式下呈弥漫性发红，这与 Hp 阴性黏膜的杏色明显不同，其敏感性和特异性分别为 85.5％和 93.3％。此外，胃炎京都分类很好地总结了胃内 Hp 感染内镜下的表现特点。Hp 现症感染可表现为胃内萎缩、糜烂性发红、腺窝上皮增生性息肉、肠化、黏膜肿胀、斑状发红、皱襞肿大、白色浑浊黏液、RAC（－）、棘皮样胃炎等。其中，棘皮样胃炎是初次感染 Hp 导致的过度免疫应答所致，是好发于 Hp 感染阳性的儿童及年轻人的一种胃炎形态，而且棘皮样胃炎合并消化性溃疡及胃癌，是年轻人胃癌，尤其是未分化胃癌的母地。胃镜下特征性表现为密集的均一小颗粒样隆起,其中心可见凹陷的典型表现,多见于胃角及胃窦部,病理学上,大量炎性细胞浸润,伴有淋巴滤泡增生。而地图样发红则为典型的 Hp 除菌后表现;胃底腺息肉、多发性白色扁平隆起则为 Hp 阴性或除菌后表现。目前,随着临床上 Hp 除菌后胃癌受到越来越多的重视,熟悉并掌握胃内 Hp 感染不同状态的表现特征,变得愈发重要[1]。

参考文献

[1] 加藤元嗣,井上和彦,村上和成,等.京都胃炎分类[M].吴永友,李锐,译.沈阳:辽宁科学技术出版社,2018:27-31.

　　　　　　　　慢性胃炎（Hp 现症感染）

（病例提供　中国人民解放军总医院第一医学中心　王赞滔）

— 内镜所见 —

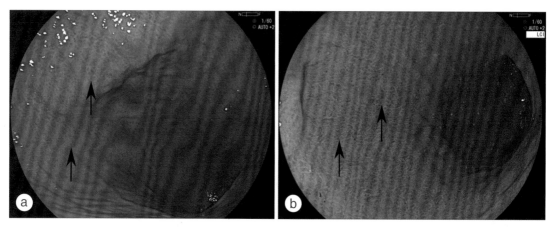

图 a　WLI 模式下见明确的 Hp 感染证据，甚至可以看见脊尖红（黑色实线箭头所示）。

图 b　LCI 模式下呈弥漫性红色，且不同颜色之间的对比更明显，远观即可见表面呈白色网格状结构（黑色实线箭头所示）。 LCI 与 WLI 相比，在同样的远景下通过黏膜颜色对比可使表面结构更清晰的呈现。

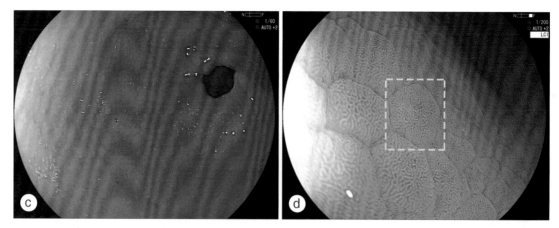

图 c、d　LCI 模式（图 d）中等倍数放大下相较于 WLI 模式（图 c），胃小区边界及其表面结构（水肿黏膜增厚）可清晰地一览无余（黄色虚线框区域）。

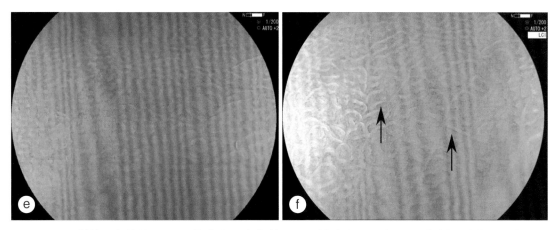

图 e、f 同样的最大倍数下，LCI 模式（图 f）相较于 WLI 模式（图 e）把表面微结构-腺管旁上皮勾勒得更加清晰，更加容易辨认（黑色实线箭头所示）。

— 病理所见 —

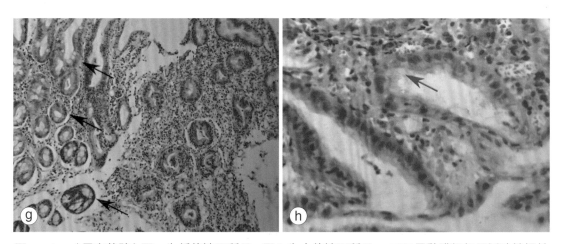

图 g、h （胃窦前壁）图 g 为低倍镜下所见，图 h 为中倍镜下所见。 可见胃黏膜组织呈活动性慢性萎缩性炎，伴肠上皮化生（黑箭头），Hp（＋，红箭头）。

病理诊断 （胃窦）活动性慢性萎缩性炎，伴肠上皮化生。

（病理注释： 陈光勇）

（病例提供　苏州大学附属第二医院　李海燕）

― 内镜所见 ―

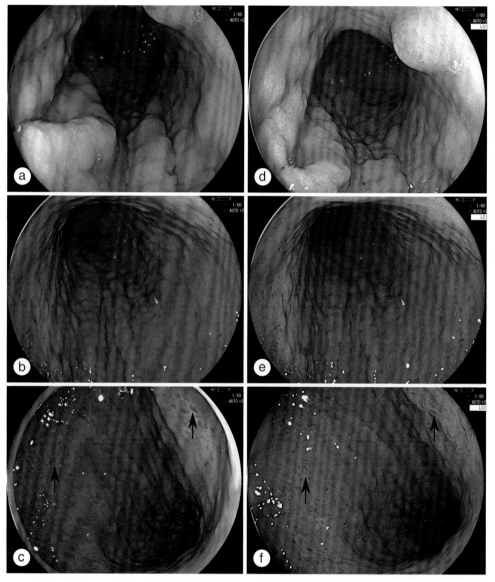

图 a~f　胃炎可以呈现出各种各样的内镜下所见，因此对于胃炎的评价需要依据胃内的整体观察及诊断。 观察时要注意充分注气（图 b 与图 a 之对比），对于包含边界线、胃体下部、前壁在内的中远景图像进行评价。 胃底腺黏膜弥漫性发红、胃体皱襞粗大等表现对于 Hp 感染的内镜下诊断非常有帮助（图 c，黑色实线箭头所示）。 LCI 模式下（图 d~f）强调弥漫性发红的黏膜区域（图 f，黑色实线箭头所示），可以提高 Hp 感染的内镜下判断。

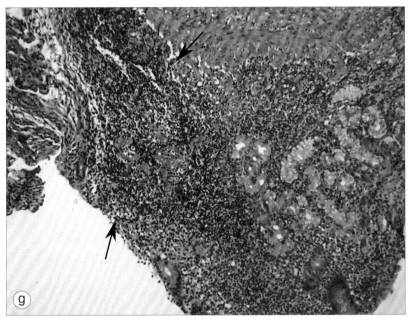

图 g （胃体敷石状黏膜）低倍镜下，可见胃黏膜组织呈活动性慢性萎缩性炎，伴淋巴组织增生（黑箭头）。

病理诊断 （胃体）活动性慢性萎缩性炎。

（病理注释：陈光勇）

（病例提供　南京大学医学院附属鼓楼医院　张妮娜）

一 内镜所见 一

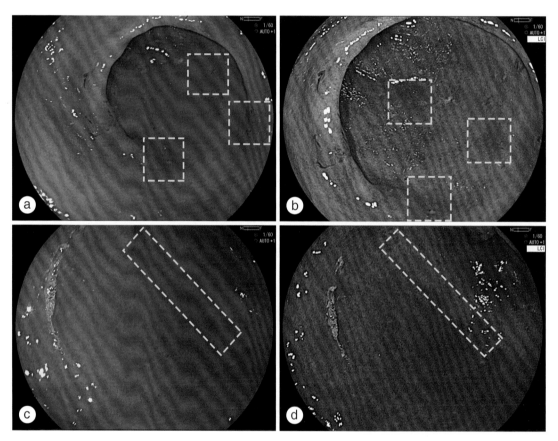

图 a~d　WLI 下见胃窦部多发片状黏膜发红、糜烂，有陈旧性血迹（图 a，黄色虚线框区域）。 LCI 下胃窦部充血、糜烂病变被强调，且与周围正常黏膜分界清楚（图 b，黄色虚线框区域）。 此外，WLI 下可见胃体部黏膜稍水肿，无明显充血，与胃窦交界处萎缩黏膜分界隐约可见（图 c，黄色虚线框区域）。 LCI 下胃底腺黏膜弥漫性发红被强调，与萎缩黏膜的分界线明显（图 d，黄色虚线框区域），并可见部分稍黏稠黏液，考虑为 Hp 现症感染状态。

一 病理所见 一

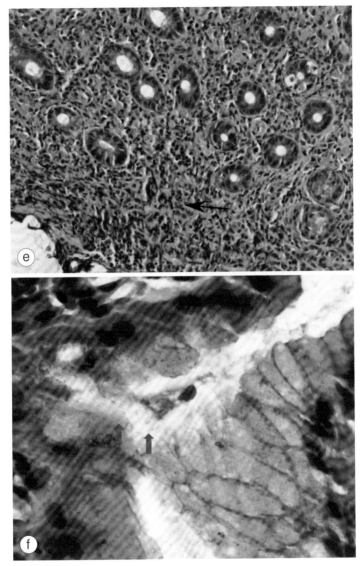

图 e、f （胃窦）图 e 为低倍镜下所见，图 f 为高倍镜下所见。 可见胃黏膜组织呈慢性炎，固有层内淋巴细胞浸润（黑箭头），高倍镜下可见黏液中的螺旋形、弧形、短棒状的幽门螺杆菌（红箭头）感染。

病理诊断 （胃窦）慢性胃炎，Hp 感染。

（病理注释：陈光勇）

（病例提供　中国人民解放军总医院第一医学中心　孙虹雨）

— 内镜所见 —

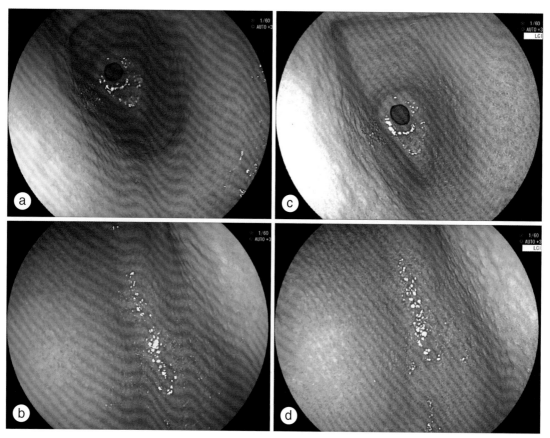

图 a、b 白光下观察可见胃窦弥散分布的大小均一的小结节状隆起，前壁侧显著，大小约 0.2 ～ 0.3 cm。

图 c、d LCI 下观察可见结节隆起边缘发红区域被强调，病变因黏膜色调的强化变得更加明了，易识别。

― 病理所见 ―

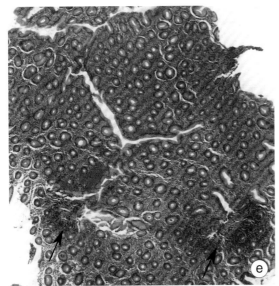

图 e、f （胃窦）图 e 为低倍镜下所见，图 f 为中倍镜下所见。 可见胃黏膜组织呈中度活动性慢性炎，伴淋巴组织增生、淋巴滤泡形成（黑箭头）。

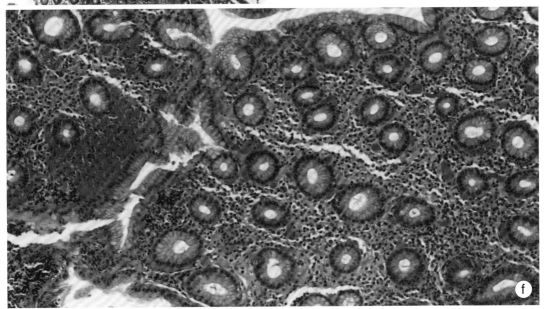

病理诊断　　（胃窦）中度活动性慢性炎。

（病理注释：陈光勇）

（病例提供　广西壮族自治区人民医院　蒋长秀）

一 内镜所见 一

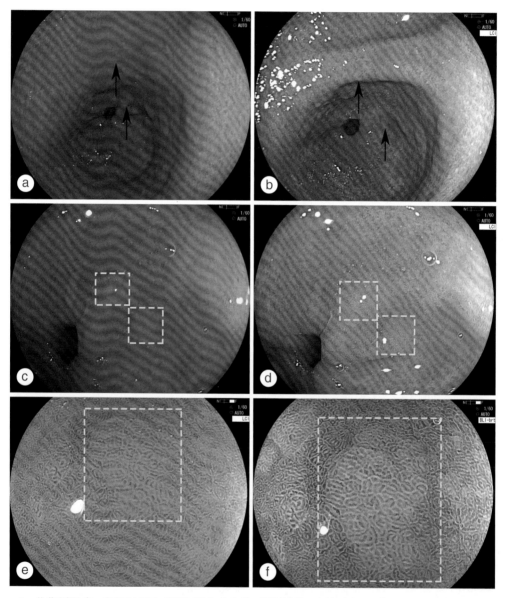

图 a～f　分化型胃癌一般经过炎症-萎缩-肠上皮化生-异型增生-癌的过程。　上面组图所示 WLI 模式下胃窦间少许扁平小隆起，表面稍发红（图 a、c，黑色实线箭头及黄色虚线框所示），不能判断是单纯炎症还是肠上皮化生。　LCI 模式下胃窦见散在扁平隆起，呈薰衣草紫色，可以判断为肠上皮化生（图 b、d、e，黑色实线箭头及黄色虚线框所示）。　图 f 为 BLI－brt 模式下观察所见，表面微结构及微血管显示更加清晰。

病理所见

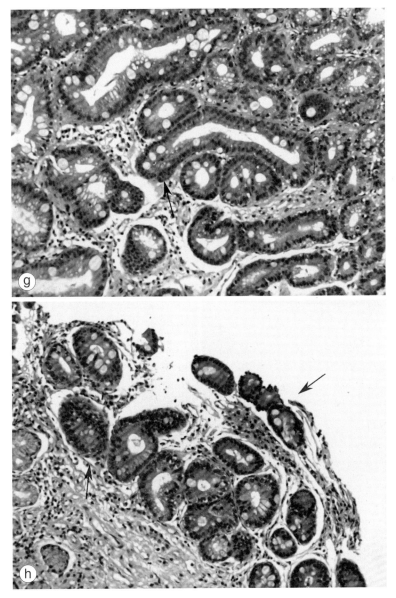

图 g、h （胃窦）图 g 为中倍镜下所见，图 h 为低倍镜下所见。 可见胃黏膜组织呈轻度慢性萎缩性炎，伴肠上皮化生，可见较多的杯状细胞（黑箭头）。

病理诊断 （胃窦）慢性萎缩性炎（轻度），伴肠上皮化生。

（病理注释： 陈光勇）

| Case 6 | 慢性胃炎（Hp 未感染） |

（病例提供　苏州大学附属第二医院　李海燕）

一　内镜所见　一

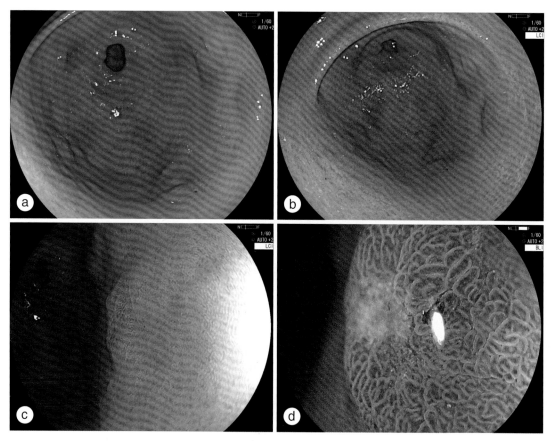

图 a　WLI 下于胃窦可见多发隆起糜烂灶，表面发红。

图 b、c　LCI 下可见色调对比度增强，病变区域更加容易辨认。

图 d　BLI 下于胃窦后壁可见一隆起糜烂灶，放大观察可见病灶中央覆白苔，周围黏膜腺管及微血管尚规则。

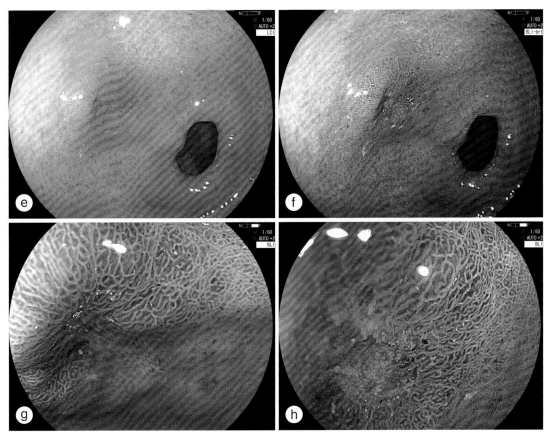

图 e、f 分别为 LCI 及 BLI‑brt 模式下观察所见，可见胃窦前壁一隆起糜烂灶，LCI 下病变稍发红，与周边黏膜色差对比明显。

图 g、h BLI 放大模式下观察，可见病灶中央凹陷、覆白苔，周围黏膜腺管及微血管尚规则。

一 病理所见 一

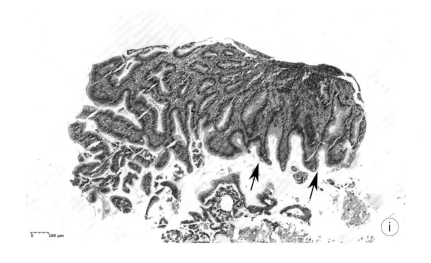

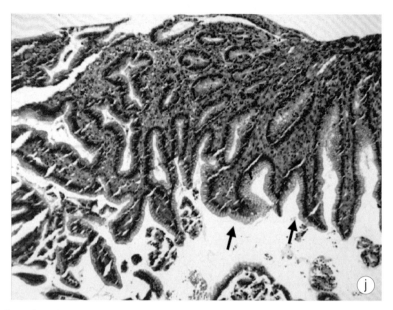

图 i、j　（胃窦后壁，胃窦前壁，活检）图 i 为低倍镜下所见，图 j 为中倍镜下所见，可见胃幽门腺黏膜组织呈活动性慢性炎，伴小凹上皮增生（黑箭头）。

病理诊断　　（胃窦）活动性慢性炎。

（病理注释：陈光勇）

Case 7

Hp 根除后胃炎

（病例提供　中国医科大学附属第一医院　张惠晶）

─ 内镜所见 ─

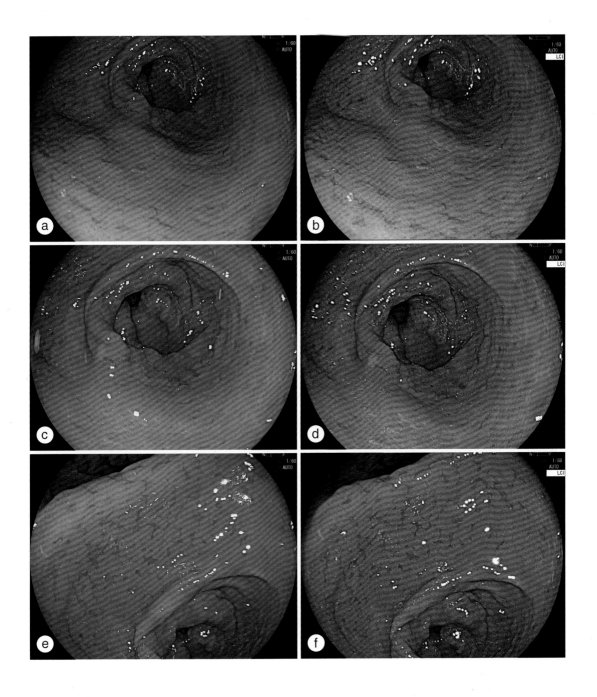

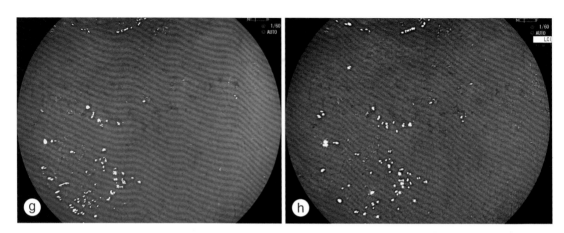

图 a~h　白光下观察（图 a、c、e、g）可见胃窦黏膜凹凸不平，凹陷处黏膜发红，其中近幽门处见大片状黏膜发红似地图样改变。 LCI 模式下观察（图 b、d、f、h）可见凹陷处及凹陷边缘黏膜呈紫色，与周边黏膜色泽对比明显。

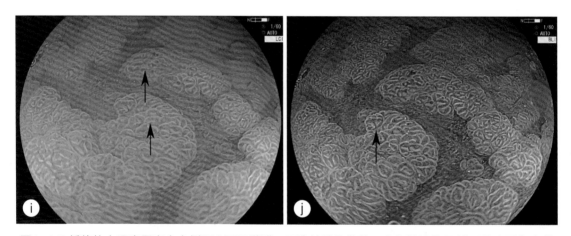

图 i　LCI 低倍放大观察胃窦小弯侧凹凸不平黏膜，凹陷处腺体萎缩，边缘处腺体呈绒毛状（黑色实线箭头所示）。

图 j　BLI 低倍放大观察胃窦小弯侧凹凸不平黏膜，凹陷处腺体萎缩，边缘处腺体呈绒毛状，局部可见亮蓝嵴（黑色实线箭头所示）。

— 病理所见 —

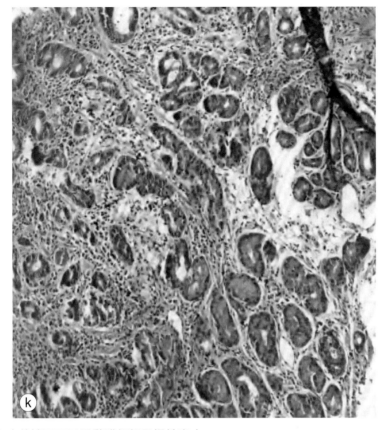

图 k （胃窦）中倍镜下可见胃黏膜组织呈慢性炎症。

病理诊断 胃黏膜组织呈慢性炎症。

（病理注释：陈光勇）

第二节 萎缩性胃炎

萎缩性胃炎一般分为两种,A型和B型。A型胃炎是指自身免疫性化生性萎缩性胃炎(autoimmune metaplastic atrophic gastritis,AMAG),萎缩通常局限于胃底及胃体,而胃窦部不受累,伴有胃酸分泌降低、抗壁细胞/内因子抗体阳性、贫血等特异性症状,通常好发于中老年女性,亚洲的研究数据显示其发病率为0.49%[1]。AMAG是一种重要的癌前病变,可以引发神经内分泌瘤、腺癌并与其他肿瘤相关。

B型胃炎通常与幽门螺杆菌感染有关,其发生通常从胃窦部开始,逐渐扩展至全胃,木村·竹本分类很好地反映了这一过程。该分类通过胃黏膜的平面展开评价萎缩性胃炎的进展程度,分为萎缩边界在胃体小弯侧没有超过贲门的闭锁型(closed type C-1、C-2、C-3)和超过贲门进展至大弯侧的开放型(open type O-1、O-2、O-3)[2]。

LCI和BLI在诊断胃黏膜萎缩方面具有独特的临床应用价值。日本学者Takeda等收集了261例萎缩性胃炎患者的1 092张内镜图片(包括WLI、LCI和BLI-brt等三种模式),分别请10名经验丰富及10名经验不足的内镜医生对各模式下的胃黏膜弥漫性红斑、点状红斑、地图样发红、肠上皮化生和萎缩边界等进行评估,评价标准为:5(提高),4(部分提高),3(相同),2(部分下降),1(下降)。研究表明,与WLI相比,所有内镜医生在使用LCI和BLI-brt观察时,以上各方面的得分均有提高[3](表4-1)。

自身免疫性胃炎(autoimmune gastritis,AIG),也称A型胃炎,是一种慢性、器官特异性自身免疫性疾病,主要表现为胃体黏膜进行性萎缩,伴有血和(或)胃液壁细胞抗体和(或)内因子抗体阳性,严重者因维生素B_{12}缺乏而有恶性贫血表现[4]。目前其胃壁细胞破坏的确定机制尚未完全阐明,可能与$CD4^+$T细胞、抗壁细胞抗体、抗内因子抗体间相互作用而导致的持续性炎症反应有关[5-6]。

该病在北美国家报道比较多,我国相关研究报道较少。德国的一项对9 949名50~75岁的健康人群进行筛查的研究表明,壁细胞抗体的阳性率为19.5%(1 889/9 949)[5]。北京大学第三医院开展了一项历时8年(2007—2014年)的研究,共有97 341例门诊患者接受胃镜检查,AIG的年检出率为0.9%,平均年龄为60.6±12.3岁,主要以女性为主,其中伴有贫血和原发性肝硬化的概率分别为19.3%和3.5%[7]。

AIG患者早期常无特异性症状,目前诊断主要依赖血清学、内镜检查和胃黏膜活检组织病理结果。内镜下早期胃黏膜无明显变化,随着萎缩进展,黏膜变薄,皱襞变平甚至消失,可

表 4 - 1　内镜专家、培训人员对 LCI 和 BLI - brt 模式下观察的评分比较

内镜所见	观察模式	总评分 20 名医生	总评分 10 名进修医生	总评分 10 位资深医生	P 进修医生 vs 资深医生
弥漫性发红	LCI	80.3 ± 5.5	39.8 ± 3.2	40.5 ± 3.1	0.23
	BLI - brt	40.7 ± 5.2	20.9 ± 2.9	19.7 ± 3.0	0.06
点状发红	LCI	75.7 ± 5.9	38.5 ± 3.2	37.2 ± 3.3	0.04
	BLI - brt	50.4 ± 5.7	24.4 ± 3.8	26.1 ± 3.1	0.01
地图样发红	LCI	80.2 ± 5.8	39.3 ± 3.0	40.9 ± 3.5	< 0.01
	BLI - brt	41.6 ± 7.5	19.8 ± 3.6	21.8 ± 4.7	0.02
斑状发红	LCI	77.8 ± 4.5	37.9 ± 3.1	39.9 ± 3.3	< 0.01
	BLI - brt	48.2 ± 6.4	23.7 ± 3.6	24.5 ± 3.3	0.23
脊状发红	LCI	80.1 ± 7.0	39.3 ± 3.8	40.8 ± 3.9	0.06
	BLI - brt	44.7 ± 5.6	22.1 ± 3.3	22.6 ± 3.5	0.47
肠上皮化生	LCI	77.8 ± 7.4	39.3 ± 3.8	38.5 ± 4.0	0.36
	BLI - brt	84.7 ± 7.1	42.0 ± 4.4	42.7 ± 3.2	0.37
萎缩	LCI	78.2 ± 9.6	39.5 ± 5.0	38.7 ± 5.3	0.43
	BLI - brt	58.1 ± 10.9	30.3 ± 5.3	27.7 ± 6.1	0.03

(Takeda T，Digestion. 2019，1 - 10)

伴有黏膜颗粒或结节状隆起(假息肉，增生性息肉，腺瘤性息肉，神经内分泌肿瘤)[8]。病理检查对 AIG 诊断具有重要意义，病理主要特征为局限于胃体的萎缩性胃炎，伴不同程度的肠上皮化生、假幽门腺化生、胰腺腺泡化生、肠嗜铬样细胞增生等[9-10]。在泌酸腺完全消失前，出现以下组织学表现支持 AIG 的诊断：固有层弥漫性淋巴浆细胞深部浸润，灶状腺体浸润和破坏，嗜酸性粒细胞浸润，肠上皮化生，壁细胞假性肥大，黏膜肌增厚，肠嗜铬样细胞线性或更高程度的增生[8]。在无 Hp 感染史的患者中，胃窦小凹增生(反应性炎症)可能与胃泌素分泌过多相关；当合并 Hp 感染时，胃窦会出现 Hp 感染相关胃炎的表现，包括萎缩和化生，胃体会出现活动性炎症[8]。

参考文献

[1] Notsu T，Adachi K，Mishiro T，et al. Prevalence of Autoimmune Gastritis in Individuals Undergoing Medical Checkups in Japan [J]. Internal medicine（Tokyo，Japan），2019，58：1817 - 1823.

[2] 《胃与肠》编委会.胃与肠——需要掌握的胃疾病分类[M].《胃与肠》翻译委员会，译.沈阳：辽宁科学技术出版社，2017.

［3］ Takeda T，Asaoka D，Nojiri S，et al. Linked Color Imaging and the Kyoto Classification of Gastritis：Evaluation of Visibility and Inter-Rater Reliability ［J］. Digestion，2019，12：1－10.

［4］ Di Sabatino A，Lenti MV，Giuffrida P，et al. New insights into immune mechanisms underlying autoimmune diseases of the gastrointestinal tract ［J］. Autoimmun Rev dicembre，2015，14(12)：1161－1169.

［5］ Zhang Y，Weck MN，Schöttker B，et al. Gastric parietal cell antibodies，Helicobacter pylori infection，and chronic atrophic gastritis：evidence from a large population-based study in Germany ［J］. Cancer Epidemiol Biomarkers Prev，2013，22(5)：821－826.

［6］ Conti L，Lenti MV，Di Sabatino A，et al. Seronegative autoimmune atrophic gastritis is more common in elderly patients. Dig Liver Dis，2020，1590(20)：30171－30177.

［7］ Zhang H，Jin Z，Cui R，et al. Autoimmune metaplastic atrophic gastritis in Chinese：a study of 320 patients at a large tertiary medical center ［J］. Scand J Gastroenterol，2017，52(2)：150－156.

［8］ 尹朝，齐明，王倩.自身免疫性胃炎研究进展[J].中华内科杂志，2020，59(4)：322－325.

［9］ Bettington M，Brown I. Autoimmune gastritis：novel clues to histological diagnosis ［J］. Pathology，2013，45(2)：145－149.

［10］ Torbenson M，Abraham SC，Boitnott J，et al. Autoimmune gastritis：distinct histological and immunohistochemical findings before complete loss of oxyntic glands ［J］. Mod Pathol，2002，15(2)：102－109.

萎缩性胃炎（C-1）

（病例提供　中国人民解放军总医院第一医学中心　孙虹雨）

— 内镜所见 —

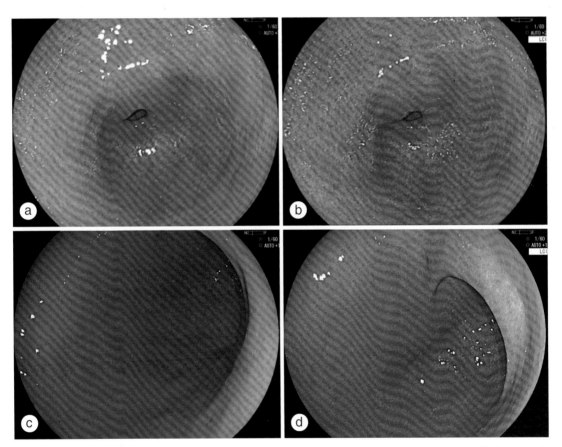

图 a、b 分别为胃窦部 WLI、LCI 模式下观察所见；**图 c、d** 分别为胃角部 WLI、LCI 模式下观察所见。可见萎缩界限局限在胃窦部，LCI 模式下因黏膜色彩的反差及色调的增强，使得萎缩的界限较 WLI 模式下观察得更加清楚。

一 病理所见 一

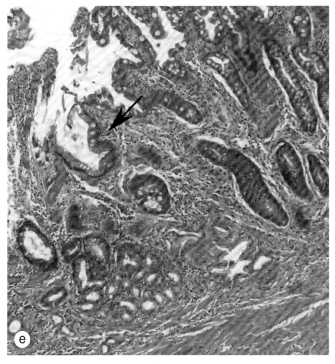

图 e （胃窦）中倍镜下可见胃幽门腺黏膜组织呈轻度慢性炎，中度萎缩，中度肠上皮化生（黑箭头）。

病理诊断　（胃窦）黏膜组织呈轻度慢性炎，萎缩伴肠化（中度）。

（病理注释：陈光勇）

萎缩性胃炎（C-2）

（病例提供　南京大学医学院附属鼓楼医院　张妮娜）

— 内镜所见 —

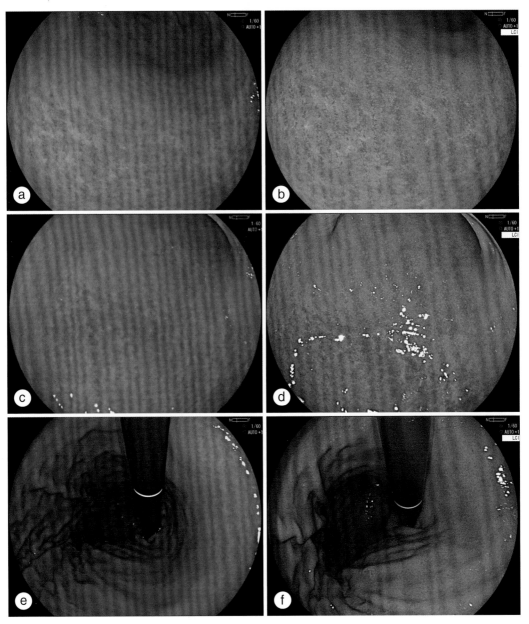

图 a、c、e WLI 下所见，萎缩界限超过胃角，未至贲门。 **图 b、d、f** LCI 模式下因黏膜色彩的反差对比增强，萎缩界限较 WLI 观察得更加清楚。

一 病理所见 一

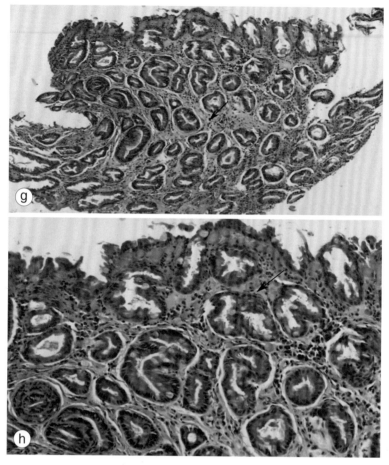

图 g、h （胃窦）图 g 为低倍镜下所见，图 h 为中倍镜下所见，可见胃黏膜组织呈轻度慢性炎，伴萎缩及肠上皮化生（黑箭头）。

病理诊断 （胃窦）黏膜轻度慢性炎，伴萎缩及肠化。

（病理注释： 陈光勇）

（病例提供　中国医科大学附属第一医院　张惠晶）

— 内镜所见 —

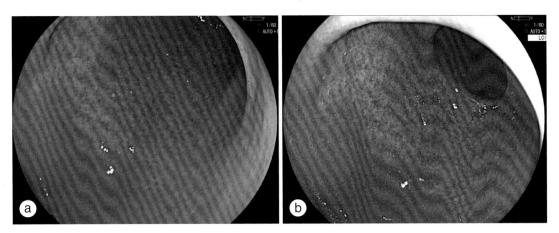

图 a　白光下观察可见胃窦部黏膜变薄，以白为主，胃窦部大弯侧变薄黏膜可见分界。　**图 b**　LCI 模式下观察可见非萎缩黏膜发红，萎缩边界因黏膜色调的强化变得更加明了，易识别。

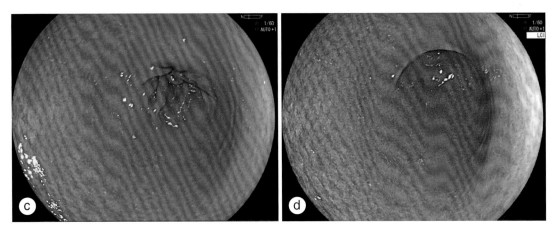

图 c　白光下胃窦部黏膜变薄区域黏膜下血管网透见。　**图 d**　LCI 模式下观察，黏膜下血管网因色泽的强调而趋于明显，可见黏膜下细小的血管显现。

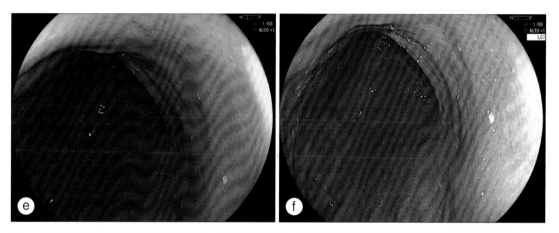

图 e 白光下观察可见胃体以小弯侧为中心黏膜变薄，与正常黏膜可见分界，萎缩边界超过胃角，接近贲门，萎缩分型为 C - 3。 **图 f** LCI 模式观察，可见胃底腺黏膜略发红，而萎缩黏膜更趋于发白，萎缩边界较白光观察更加明了，可见黏膜下细小的血管显露。

<h2 align="center">— 病理所见 —</h2>

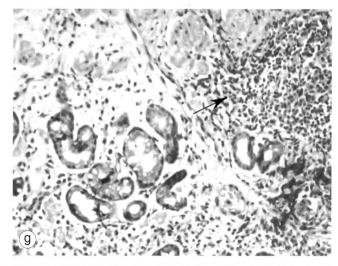

图 g （胃窦）中倍镜下可见胃黏膜组织呈慢性萎缩性炎，伴淋巴组织增生（黑箭头）。

病理诊断 （胃窦）黏膜慢性萎缩性炎。

（病理注释： 陈光勇）

Case 4 | 萎缩性胃炎（O-1）

（病例提供　中国医科大学附属第一医院　张惠晶）

— 内镜所见 —

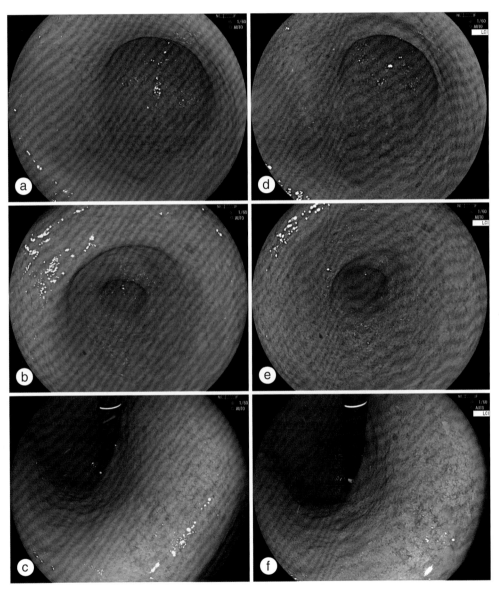

图 a~c　白光下观察，可见胃体以小弯侧为中心黏膜变薄，黏膜下血管网透见，木村·竹本分类可见 O-1 程度的黏膜萎缩界限刚过贲门。

图 d~f　LCI 模式下观察，可见胃底腺黏膜略发红，而萎缩黏膜更趋于发白，萎缩边界更加明了，萎缩黏膜下血管因色泽的强调显现更加明显，可见网格状血管。

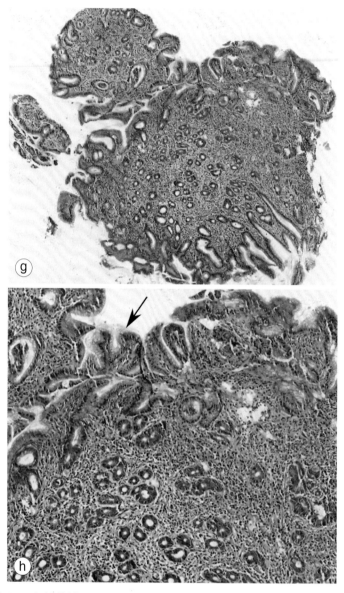

图 g、h （胃窦）图 g 为低倍镜下所见，图 h 为中倍镜下所见，可见胃黏膜组织呈中度活动性慢性炎，小凹上皮增生（黑箭头）。

病理诊断 （胃窦）黏膜中度活动性慢性炎。

（病理注释：陈光勇）

（病例提供　苏州大学附属第二医院　李海燕）

― 内镜所见 ―

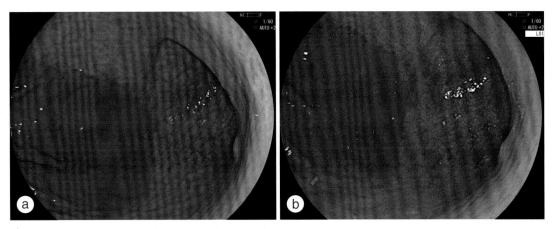

图 a、b　图 a 为 WLI 模式下所见，图 b 为 LCI 模式下所见。　本病例虽然缺少胃底萎缩的内镜下图片，但从胃体前后壁萎缩的情况可以为佐证。　LCI 模式相比于 WLI 模式，萎缩黏膜更趋于发白，萎缩边界更加明了。

― 病理所见 ―

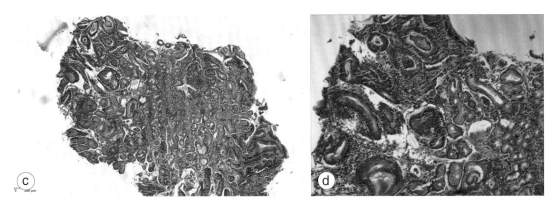

图 c、d　（胃角）图 c 为低倍镜（×40）下所见，图 d 为中倍镜（×100）下所见。　可见胃黏膜组织呈轻度慢性炎。

病理诊断　（胃角）黏膜轻度慢性炎。

（病理注释：陈光勇）

萎缩性胃炎（O-2）

（病例提供 南京大学医学院附属鼓楼医院 张妮娜）

— 内镜所见 —

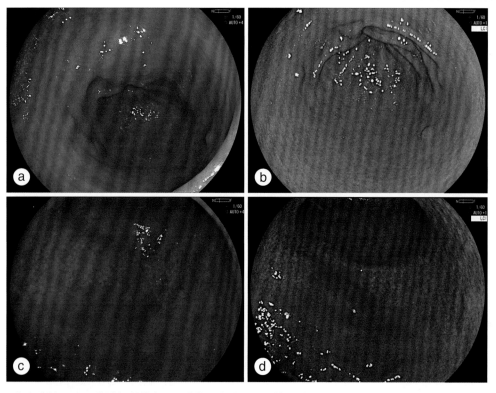

图 a 白光内镜下可见黏膜色泽偏白，无糜烂、充血、溃疡等，前壁、后壁可见一枚隆起，表面无充血。
图 b LCI 下胃窦部萎缩黏膜色泽偏黄。
图 c 白光下可见窦体交界部位萎缩的分界线。
图 d LCI 下胃体大弯侧呈 Hp 感染的薰衣草紫，与萎缩黏膜的分界线更为显著。

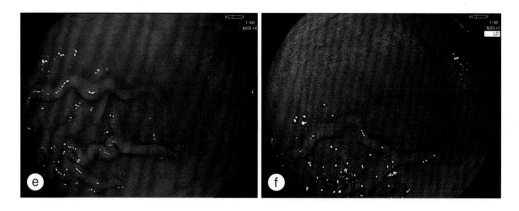

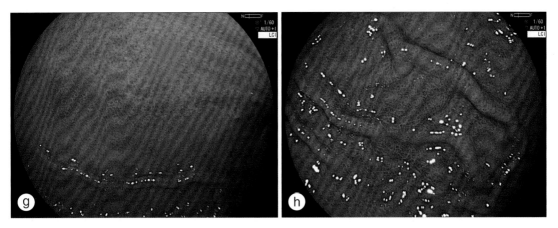

图 e 白光下可见萎缩延伸至胃体前壁。

图 f LCI 下萎缩分界线更明显。

图 g LCI 下萎缩黏膜与 Hp 感染弥漫性发红分界线明显可见。

图 h LCI 下胃底腺黏膜弥漫性发红，Hp 感染状态。 综合以上内镜下表现，考虑萎缩性胃炎分级为 O‑2。

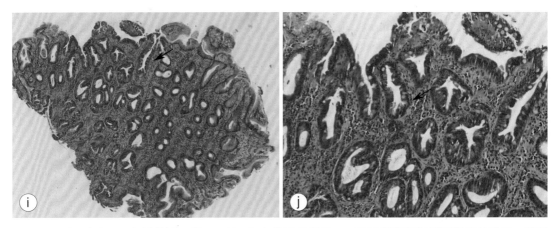

图 i、j （胃窦）图 i 为低倍镜下所见，图 j 为中倍镜下所见，可见胃黏膜组织呈慢性萎缩性炎，伴肠上皮化生（黑箭头）

病理诊断 （胃窦）黏膜慢性萎缩性炎，伴肠上皮化生。

（病理注释： 陈光勇）

Case 7 | 萎缩性胃炎（O-3）——自身免疫性胃炎

（病例提供　广西壮族自治区人民医院　张文华）

— 内镜所见 —

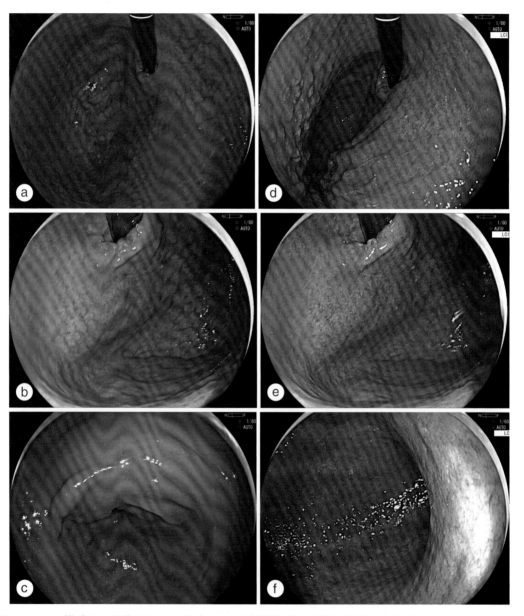

图 a～c　WLI 模式下，胃体（图 a）、胃底（图 b）黏膜变薄，可透见黏膜下小血管，符合 O-3 型萎缩性胃炎，但胃窦黏膜无萎缩（图 c）。　**图 d～f**　LCI 模式下可更好地将萎缩性胃炎的内镜下表现呈现。

— 病理所见 —

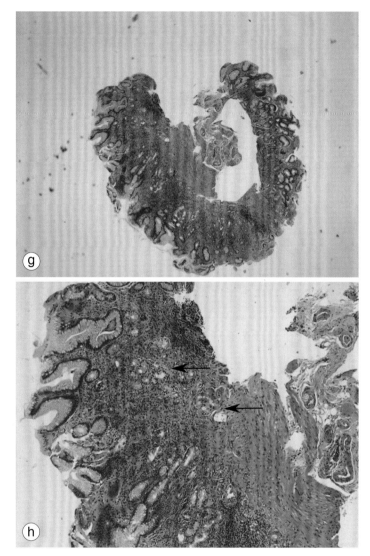

图 g、h （胃体）图 g 为低倍镜下所见，图 h 为中倍镜下所见。 可见胃黏膜组织内炎性细胞浸润，假幽门腺化生（黑箭头），符合自身免疫性化生性萎缩性胃炎改变。

病理诊断　　自身免疫性化生性萎缩性胃炎。

（病理注释：陈光勇）

第三节　胃增生性息肉

胃增生性息肉(gastric hyperplastic polyps，GHp)确切流行病学数据尚不明确，但其形成与 Hp 感染、慢性胃炎、胆汁反流、恶性贫血及机械因素引起局部胃黏膜损伤有着相关性。大多数 GHp 患者无自主症状，少数有症状患者中最常见的症状是消化不良、上腹部疼痛和贫血，极为少见的还会出现消化道大出血及幽门梗阻。其上皮内瘤变和腺癌的发生率分别为 3.3% 及 2.1%。尽管相关研究和上述数据有所差异(癌变发病率高)，但也都说明了 GHp 具有癌变的潜能。不同的研究均显示直径的大小是 GHp 发生癌变的独立危险因素，特别是直径>1.0 cm 的病变，应将其在内镜下整块切除。另有相关文献表明对直径>5 mm 的 GHp 均应行切除治疗。GHp 发生局部癌变的病理类型通常是高分化癌，也有少数为低分化腺癌的文献报道。

胃增生性息肉在常规内镜下观察其形态表现为腐烂的草莓状或呈隆起型病变，表面有时伴有糜烂和白苔，山田分型属于 Ⅱ～Ⅳ 型，据报道其发生率约为 0.5%～2.0%，且大部分病理伴有幽门螺杆菌的感染。在病理上，胃增生性息肉分为小凹上皮型及幽门腺型两大类。小凹上皮型表现为腺窝上皮的增生，固有层间质水肿和毛细血管增生以及窝间部增大。幽门腺型则表现为幽门腺增生，通常被称作"疣状胃炎"。增生性息肉在放大内镜下观察呈脑回状结构，白区较厚，窝间部增大。增生性息肉具有癌变的可能，尤其对于>2 cm 病变，癌变率可达 5.0%～8.2%，同时伴有癌变的增生性息肉在放大内镜下表现为部分黏膜微结构消失，黏膜微细血管扩张，并可见到直径不等、形状不一的异常血管[1]。

参考文献

[1] Horiuchi H，Kaise M，Inomata H，et al. Magnifying endoscopy combined with narrow band imaging may help to predict neoplasia coexisting with gastric hyperplastic polyps. Scandinavian journal of gastroenterology. 2013；48：626‐632.

（病例提供　哈尔滨医科大学附属第二医院　赵磊）

─ 内镜所见 ─

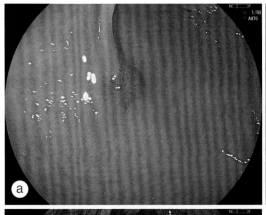
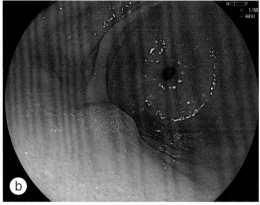

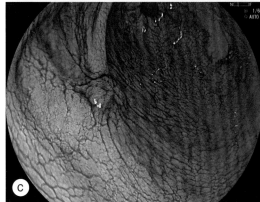

图 a　远景白光模式下胃窦前壁可见一黏膜隆起性病变，表面呈红色，符合山田Ⅰ型病变。

图 b　中景白光模式下胃窦前壁侧病灶明显隆起于周边黏膜，表面似绒毛状。

图 c　靛胭脂喷洒，病灶大部分不着色。

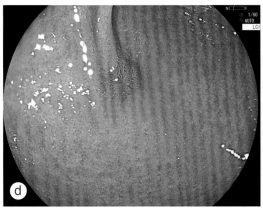
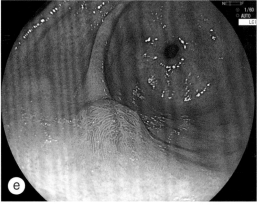

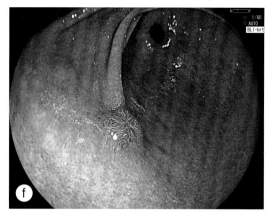

图 d　远景 LCI 模式下胃窦黏膜黄白色背景，胃窦前壁侧病灶呈紫红色，色调突出。

图 e　中景 LCI 模式下病灶边界清楚。

图 f　BLI–brt 模式下病灶边界清晰，表面不均匀褐色调。

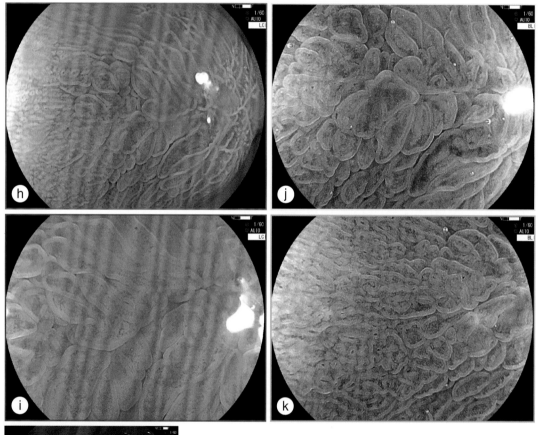

图 g　分别对方框区域（红、黄、蓝、绿）行放大观察；图 h、i LCI 模式下强放大观察，MCE（隐窝边缘上皮）呈线状闭环状，排列整齐，无异型性；图 j、k BLI 模式下强放大观察 MCE 呈弯曲或线样，排列规则，未见异型的微血管。

— 病理所见 —

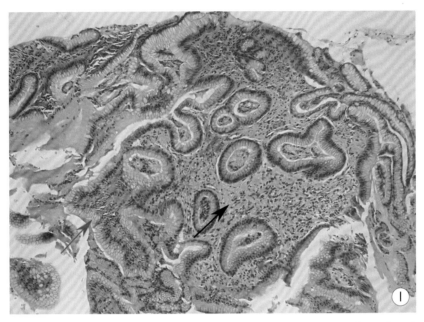

图1 （胃窦）可见胃黏膜组织内散在慢性炎性细胞浸润，固有层水肿（黑箭头），小凹上皮增生（红箭头），符合胃黏膜增生性息肉。

病理诊断　胃黏膜增生性息肉。

（病理注释：陈光勇）

（病例提供　中山大学附属第一医院　张宁）

— 内镜所见 —

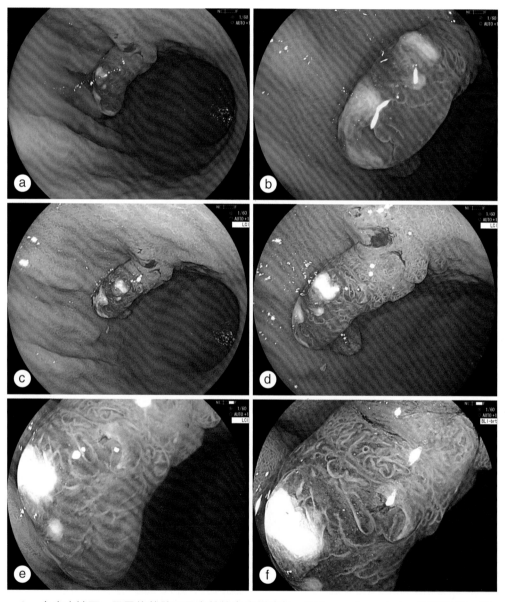

图 a、b　白光内镜下，于胃体前壁可见宽基的息肉样隆起，约 1 cm × 2 cm 大小，表面色红；图 c、d LCI 模式下观察，病变更加突出（发红），充血病变更红，周围正常组织更白，对比非常明显。 图 e、f　放大模式下 LCI 及 BLI - brt 模式均可使息肉的表面微结构清晰呈现。

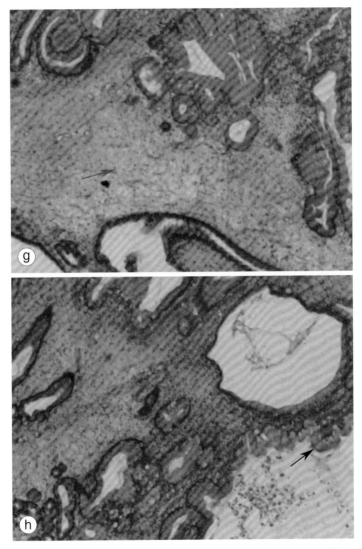

图 g、h （胃体）图 g 和图 h 均为中倍镜下所见，可见胃黏膜组织小凹上皮增生（黑箭头），固有层水肿（红箭头），诊断为胃黏膜增生性息肉。

病理诊断 胃黏膜增生性息肉。

（病理注释：陈光勇）

第四节　胃底腺息肉

胃底腺息肉(fundic gland polyp，FGP)是由胃底腺增生而成的息肉，是一种非肿瘤性病变。最早，FGP 作为家族性腺瘤性息肉病(FAP)并发的胃部病变而被广泛报道，随后越来越多单独发病的 FGP 在内镜下被发现。据报道其发生率约 0.085%～4.4%，30～50 岁多发，男女比为 1：(2～7)[1,2]。在内镜下胃底腺息肉通常呈山田Ⅱ型和Ⅲ型，多发生于 Hp 阴性的胃黏膜中[3]，界限清楚，放大内镜下观察可以看到规则蜂窝状腺管及微血管构造，与正常的胃底腺黏膜类似。病理上可见胃底腺囊性扩张，且胃底腺增值和分化的方向性出现紊乱，壁细胞和主细胞出现在表层附近。此外，长期服用质子泵抑制剂(proton pump inhibitor，PPI)也会导致胃底腺息肉增多，被称作胃底腺息肉样病变(FGP-like lesion)，病理可见胃底腺呈锯齿状，壁细胞像尖帽子一样变化。

参考文献

[1]《胃与肠》编委会.胃与肠——需要掌握的胃疾病分类[M].《胃与肠》翻译委员会，译.沈阳：辽宁科学技术出版社，2017.

[2] Iida M，Yao T，Watanabe H，et al. Fundic gland polyposis in patients without familial adenomatosis coli：its incidence and clinical features [J]. Gastroenterology，1984，86：1437－1442.

[3] Sakai N，Tatsuta M，Hirasawa R，et al. Low prevalence of Helicobacter pylori infection in patients with hamartomatous fundic polyps [J]. Digestive Diseases and Sciences，1998，43：766－772.

Case 1 | 胃底腺息肉

（病例提供　重庆医科大学附属第二医院　邓磊）

— 内镜所见 —

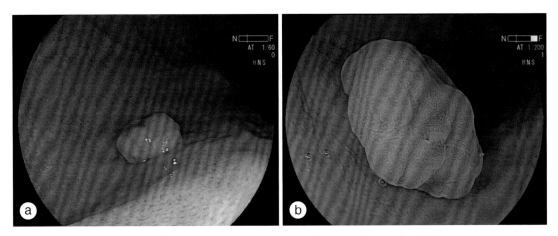

图 a　白光下可见胃底穹窿部一大小约 1.0 cm × 0.8 cm 亚蒂息肉样隆起，表面光滑。
图 b　近景观察，似可见病变表面血管纹理尚规整。

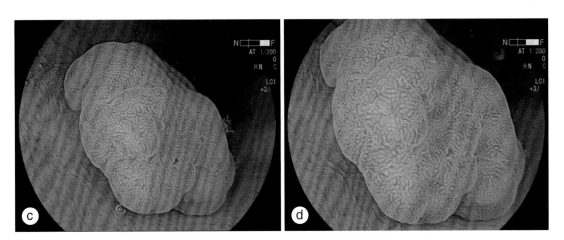

图 c　LCI 下观察，可见病变色泽均匀。
图 d　放大后观察可见微血管结构排列规则。

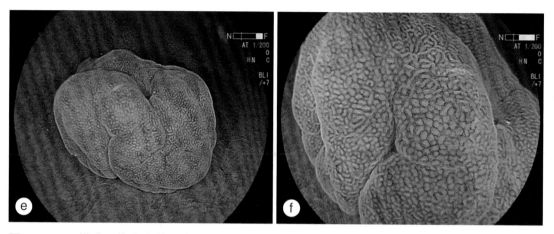

图e、f BLI模式下依次中倍、高倍放大观察，可见腺管结构正常，微血管呈蜂巢样结构，排列规则。

一 病理所见 一

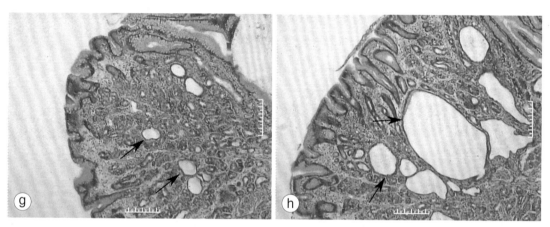

图g、h （胃底）图g为低倍镜下所见，图h为中倍镜下所见，可见胃底腺黏膜组织内腺体增生，部分腺管扩张（黑箭头），诊断为胃底腺息肉。

病理诊断 胃底腺息肉。

（病理注释：陈光勇）

第五节 家族性腺瘤性息肉病

既往研究认为家族性腺瘤性息肉病常合并胃底腺息肉,但近年研究认为无家族性腺瘤性息肉病也常发生胃底腺息肉。胃底腺息肉是胃息肉中最常见的一种类型。家族性腺瘤性息肉病合并胃底腺息肉与散发性胃底腺息肉形态学上无法进行分辨,但通过分子遗传学研究发现,组织形态学上相似的胃底腺息肉,有着不同的致病机制。应用质子泵抑制剂是否会导致胃底腺息肉的发展,一直存在争议。研究显示,1 年以上长期使用质子泵抑制剂使发生胃底腺息肉的风险增加,小于 1 年的短期治疗则没有增加胃底腺息肉的风险。长期使用质子泵抑制剂的胃底腺息肉患者,更容易出现囊性扩张和壁细胞增生以及胃壁细胞突出改变。另一项研究显示,长期使用质子泵抑制剂的患者胃底腺息肉的发生风险会增加 4 倍,但并不增加其发生异型增生的风险。关于胃底腺息肉与幽门螺杆菌感染的关系,普遍认为胃底腺息肉患者幽门螺杆菌感染的发病率非常低。我国的一项报道显示,散发性胃底腺息肉与质子泵抑制剂治疗无关,但与幽门螺杆菌感染负相关[1]。

参考文献

[1] 王丹杨,张昭,李玉玮,等.家族性腺瘤性息肉病最新研究进展[J].中国肛肠病杂志,2018,38:62-65.

Case 1 | 家族性息肉病

（病例提供　内蒙古科技大学包头医学院第二附属医院　年媛媛）

一 内镜所见 一

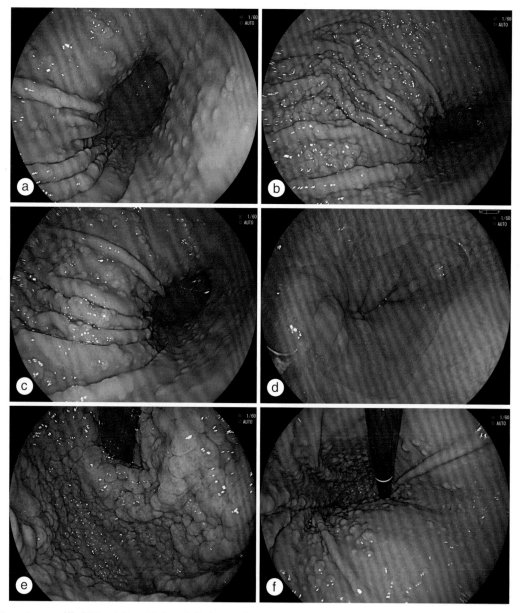

图 a~f WLI 模式下，贲门、胃底、胃体弥漫分布着大小不等的息肉样隆起，表面无充血。 该患者无质子泵抑制剂长期使用史，幽门螺杆菌呼气试验阴性，结肠镜检查未见异常病变。

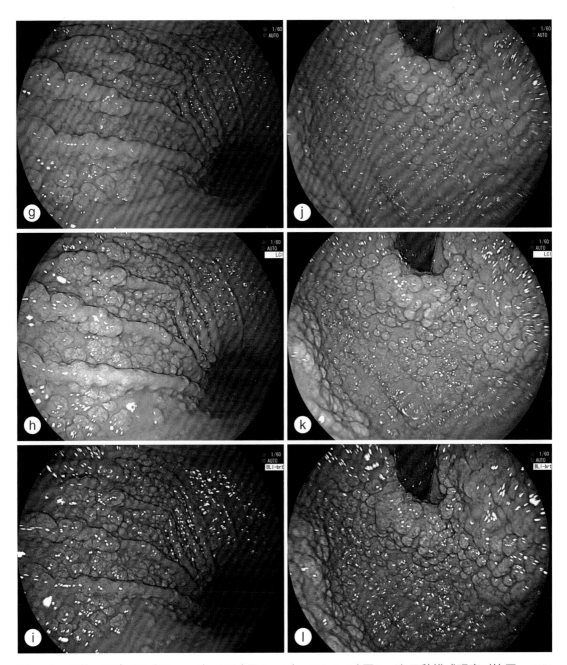

图 g~l 胃体、胃底 WLI（图 g、j）、LCI（图 h、k）、BLI－brt（图 i、l）三种模式观察对比图。 WLI
下可见胃底体多发息肉隆起，色泽偏白，LCI 下观察胃体黏膜呈杏黄色，胃底腺息肉较杏黄色背景偏
白，BLI－brt 模式下远距离观察胃腔病变，亮度暗、观察稍欠佳。

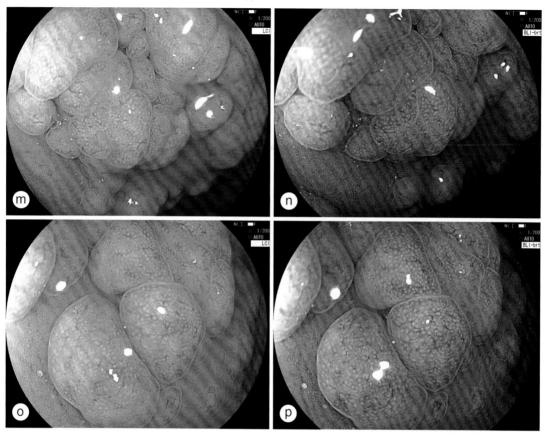

图 m~p　胃体上部两处息肉分别以 LCI（图 m、 o）、BLI - brt（图 n、 p）放大观察，可见表面微结构呈胃底腺的蜂窝状，表面微血管纤细、管径均匀。

一　病理所见　一

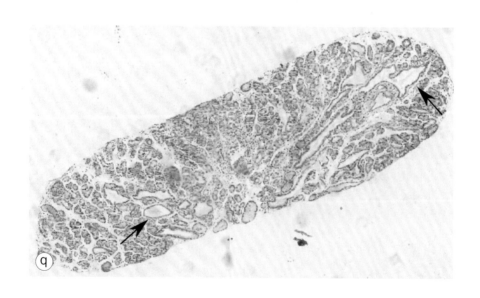

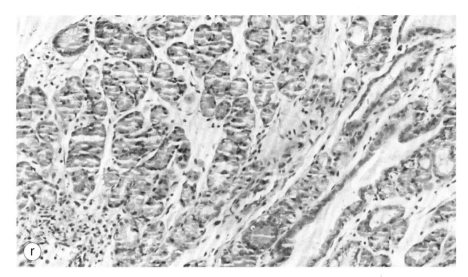

图 q、r　（胃体）图 q 为低倍镜下所见，图 r 为中倍镜下所见。 可见胃底腺黏膜组织内腺体增生，部分腺管扩张（黑箭头），诊断为胃底腺息肉。

病理诊断　胃底腺息肉。

（病理注释： 陈光勇）

第六节　胃毛细血管扩张症

　　毛细血管扩张症又名血管发育异常,是一种局限于黏膜下血管扩张并有自发出血倾向、后天获得性疾病。黏膜毛细血管扩张是消化道出血的常见原因,由此引起的出血可发生于消化道任一部位,包括口腔、食管、胃、十二指肠、回盲肠和结肠,可为单发,边缘规则,与周围黏膜界限清楚,多发也很常见,常数个病损簇集在一起。病损部位可不高出黏膜表面,也有的微隆起。胃毛细血管扩张症是指胃黏膜固有层的毛细血管与黏膜下层的静脉扩张,多发生于高龄人群中。该病的病因目前尚不明确,一般无症状,仅在内镜检查时偶然发现,有时也会出现呕血、便血等症状[1]。消化道内镜检查为主要的确诊手段,镜下表现为黏膜点状、斑状或向周围放射状扩张的毛细血管丛,直径一般<5 mm。出血时仅表现为黏膜糜烂、点状渗血,并缓慢向四周扩散,易与黏膜擦伤相混淆而被忽略或被活检。

参考文献

[1] (日)胃肠编委会.胃肠诊断图谱Ⅰ上消化道[M].令狐恩强,韩英,译.沈阳:辽宁科技出版社,2016.

（病例提供　内蒙古科技大学包头医学院第二附属医院　年媛媛）

― 内镜所见 ―

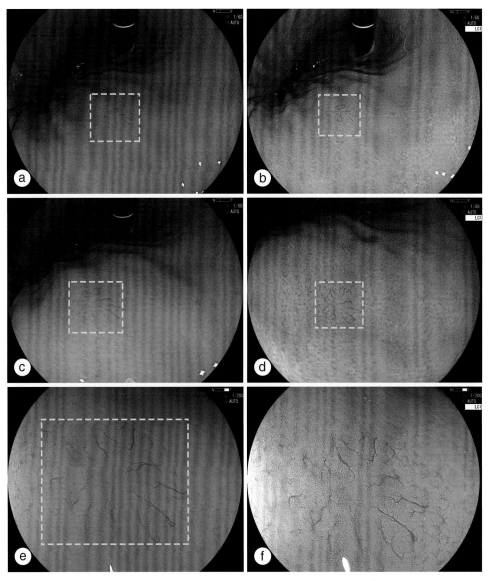

图 a~e　胃体中部后壁可见一处放射状的毛细血管扩张改变（黄色虚线框区域）。 LCI 模式（图 b、d、f）与 WLI 模式（图 a、c、e）相比，在远距离观察黏膜色泽的细微变化更具有优势。

内镜诊断　胃毛细血管扩张症。

（病例提供　中国人民解放军总医院第一医学中心　王楠钧）

— 内镜所见 —

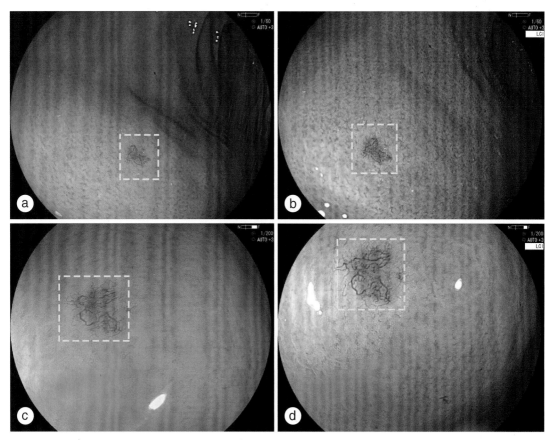

图 a~d　WLI 模式下观察（图 a、c），可见胃窦前壁一大小约 0.4 cm × 0.3 cm 的发红平坦型病变，红斑边缘可见白晕（黄色虚线框区域）。 LCI 模式下观察（图 b、d），可见红斑区域及其边缘白晕被强调，病变因黏膜色调的强化更加明了，易识别（黄色虚线框区域）。

内镜诊断　胃毛细血管扩张症。

第七节　胃神经内分泌肿瘤

神经内分泌肿瘤(neuroendocrine neoplasm，NEN)是起源于神经内分泌细胞的一类肿瘤,消化道 NENs 的概念及名称经历了数次变迁,其包括神经内分泌瘤(neuroendocrine tumor，NET)、神经内分泌癌(neuroendocrine cancer，NEC)以及混合性神经内分泌-非神经内分泌肿瘤(mixed neuroendocrine-non-neuroendocrine neoplasm，MiNEN)。如表 4-2 所示,2019 年第 5 版 WHO 分类中关于 NEN 的具体分类较第 4 版做出了相应调整[1]。在免疫组化方面,NENs 通常表现为 CD56、CgA、Syn 阳性。胃 NENs 主要起源于胃底体部的 ECL 细胞,根据发病机制及临床特征,Rindi 等[2,3]又将其分为 3 种类型:Ⅰ型的发生主要与自身免疫性胃炎相关,Ⅱ型的发生以胃泌素瘤为基础,Ⅲ型则为一些散发型病例。在内镜下,胃 NENs 呈黏膜下肿瘤(submucosal tumor，SMT)样,表面黏膜光滑,色泽略发黄,黏膜表面可见血管扩张,随着肿瘤增大,顶部可形成凹陷、糜烂、溃疡。早期 NENs 内镜下表现与部分胃底腺型胃癌类似,但后者的发生背景常无萎缩性胃炎,可以作为两者的一个鉴别点。超声内镜(endoscopic ultrasonography，EUS)可见早期 NENs 位于黏膜肌层或黏膜下层,常为较均匀低回声,边界清楚[4]。

表 4-2　WHO 关于消化系统 NEN 分类（第 5 版）[1]

分　类	分化程度	分　级	核分裂象数/mm^2	Ki-67 指数
NET，G1		低	< 2	< 3%
NET，G2	高分化	中	2~20	3%~20%
NET，G3		高	> 20	> 20%
NEC，小细胞型	低分化	高	> 20	> 20%
NEC，大细胞型			> 20	> 20%
MiNEN	高/低分化	变化大	变化大	变化大

参考文献

[1] Iris DN，Robert DO，David K，et al. The 2019 WHO classification of tumors digestive system [OL]. Histopathology，2019，8.

[2] Rindi G，Luinetti O，Cornaggia M，et al. Three subtypes of gastric argyrophil carcinoid and the gastric neuroendocrine

carcinoma：a clinicopathologic study［J］. Gastroenterology，1993，104：994－1006.

［3］Rindi G，Bordi C，Rappel S，et al. Gastric carcinoids and neuroendocrine carcinomas：pathogenesis，pathology，and behavior［J］. World Journal of Surgery，1996，20：168－172.

［4］《胃与肠》编委会.胃与肠——需要掌握的胃疾病分类［M］.《胃与肠》翻译委员会，译.沈阳：辽宁科学技术出版社，2017.

（病例提供　中国人民解放军总医院第五医学中心　闵敏）

— 内镜所见 —

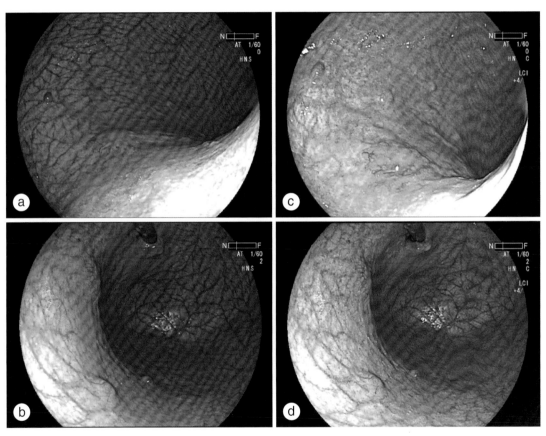

图 a、b　白光内镜下胃体四壁可见散在多发扁平和亚蒂性隆起，直径约 0.5 ~ 1.5 cm，表面黏膜充血，可见血管扩张。

图 c、d　LCI 模式下可见病变呈现红色或黄色改变，与周围黏膜分界清晰。

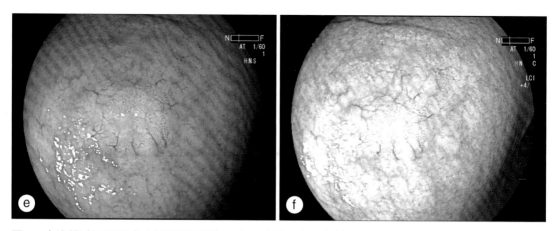

图 e　白光模式下可见病变呈黏膜下隆起，表面光滑，表面血管呈枯树枝样。

图 f　LCI 模式下表面血管清晰呈现，且病变表现为神经内分泌瘤特征性的淡黄色。

― 病理所见 ―

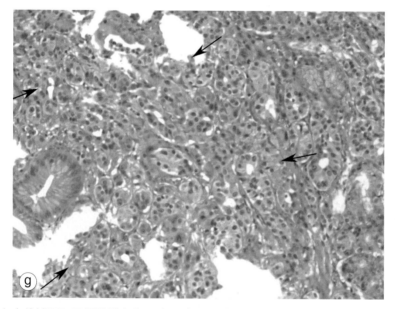

图 g　（胃体）中倍镜下可见胃黏膜组织固有层内见异常细胞巢浸润（黑箭头），细胞大小较一致，未见明确核分裂象。免疫组化结果显示：CK（+），Syn（+），CgA（+），CD56（+），Ki‐67（index 约 1%）；结合免疫组织化学染色结果，诊断为神经内分泌瘤（NET），G1。

病理诊断　神经内分泌瘤（NET），G1。

（病理注释：陈光勇）

第八节　MALT 淋巴瘤

黏膜相关淋巴组织(mucosa-associated lymphoid tissue，MALT)淋巴瘤是起源于边缘带区的 B 细胞淋巴瘤，属于边缘区淋巴瘤的一种，也是我国最常见的惰性淋巴瘤。在胃恶性淋巴瘤中，MALT 淋巴瘤的发生率高，与弥漫大细胞型 B 细胞淋巴瘤(diffuse large B-cell lymphoma，DLBCL)合计占 80%～90%[1-3]。MALT 淋巴瘤的发生与感染、自身免疫有关，长期炎症刺激及自身免疫异常、淋巴组织中抗原的不断刺激是其发生的主要机制，如干燥综合征、桥本甲状腺炎、系统性红斑狼疮、多发性硬化等疾病可发展为 MALT 淋巴瘤。目前认为幽门螺杆菌(helicobacter pylori，Hp)感染与 MALT 淋巴瘤关系密切，MALT 淋巴瘤根据有无 Hp 感染可分为 Hp 阳性与 Hp 阴性淋巴瘤，Hp 感染在大多数 MALT 淋巴瘤的发生中发挥重要作用，然而具体的作用机制目前仍不是很明确。MALT 发病年龄高峰为 60～70 岁，男性多于女性。最常见的临床症状是腹部不适、体重下降、恶心、呕吐，偶有明显的腹部包块，胃穿孔、出血、梗阻相对少见。查体基本无阳性体征，淋巴结肿大少见。但临床症状缺乏特异性，与其他良性或恶性疾病很难鉴别。内镜检查是诊断和随访以及获取病理标本的重要方法。内镜下主要有 3 种表现：①弥漫型，表现为肥厚皱襞伴表面颗粒样或多发大结节形成；②溃疡型，可表现为大而深的单发溃疡、多发浅表溃疡或多灶糜烂，溃疡表面高低不平，可覆污秽苔，可见陈旧性出血，溃疡周边隆起，结节不平，呈围堤状，质脆，触之易出血；③结节型或外生型，为单发或多发结节或息肉样隆起，隆起表面可覆盖正常黏膜，或有浅糜烂或溃疡形成。弥漫型患者较早出现临床症状，也较早发生淋巴转移。胃 MALT 淋巴瘤内镜下的特点是：①病变范围广泛，常累及多个部位，表现为大的溃疡、巨大的腔内肿物、广泛的结节，形成鹅卵石样外观或弥漫分布的颗粒样改变；②病变多发，多发性溃疡或多灶性损害有利于诊断，但这些表现均没有特异性。在放大内镜下，表浅型 MALT 淋巴瘤观察可见特征性的腺管膨胀、破坏及异常血管增生，但这些表现应注意与未分化型早癌及慢性萎缩性胃炎相鉴别。

治疗方面，无论 Hp 是否阳性均首先予以抗 Hp 三联疗法 2～3 个疗程。胃 MALT 淋巴瘤常多灶性分布，手术常需行胃大部切除，严重影响患者生活质量，并有残胃肿瘤复发远处转移可能。因此，目前对胃 MALT 淋巴瘤 Hp 阳性病例已基本放弃手术，而采用单纯抗 Hp 治疗。10%～20% 的 MALT 淋巴瘤对 Hp 根除治疗无反应，这些患者常存在染色体易位，可采用放射治疗。对于晚期胃 MALT 淋巴瘤，放化疗是首选治疗方案，但若有胃穿孔等并发症,需考虑手术治疗。MALT 淋巴瘤整体预后较好,5 年生存率为 86%,10 年生存率为 80%。

参考文献

[1] Nakamura S,Matsumoto T. Gastrointestinal lymphoma:recent advances in diagnosis and treatment [J]. Digestion,2013,87:182-188.

[2] Nakamura S,Matsumoto T. Treatment Strategy for Gastric Mucosa-Associated Lymphoid Tissue Lymphoma [J]. Gastroenterology Clinics of North America,2015,44:649-660.

[3] 《胃与肠》编委会.胃与肠——需要掌握的胃疾病分类[M].《胃与肠》翻译委员会.译.沈阳:辽宁科学技术出版社,2017.

（病例提供　南昌大学第一附属医院　朱振华）

─ 内镜所见 ─

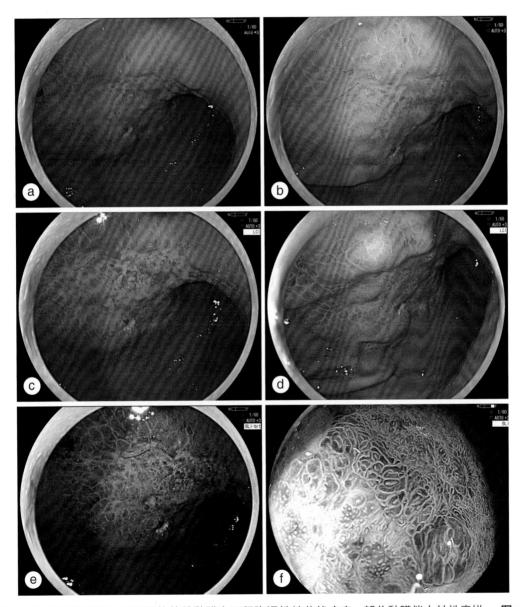

图 a、b WLI 模式下，可见胃体前壁黏膜大面积弥漫性结节状病变，部分黏膜伴小灶性糜烂。 **图 c、d** LCI 模式下，可见色调对比度增强，病变区域更加容易辨认，范围清晰。 **图 e、f** BLI 模式下，中放大观察（图 f），病变区域见腺管结构不规则，微血管形态不规则，未见确切的树枝状血管形成。

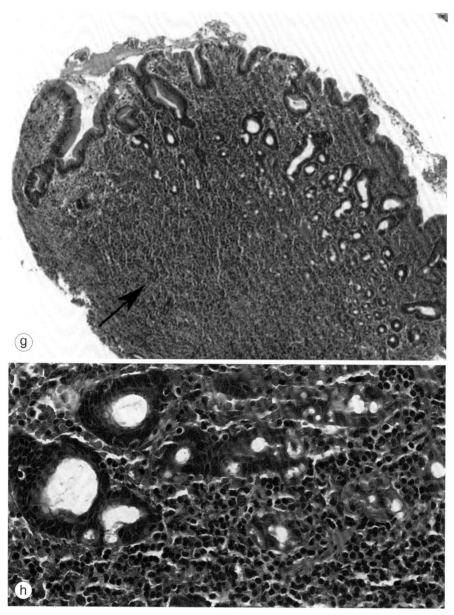

图 g、h　（胃体，活检）图 g 为低倍镜下所见，图 h 为高倍镜下所见。　可见胃黏膜固有层内弥漫浸润的中等大小异型淋巴细胞（黑箭头），并见特征性的淋巴上皮病变表现（红箭头），诊断为非霍奇金结外黏膜相关淋巴组织边缘区 B 细胞淋巴瘤（MALT 淋巴瘤）。

病理诊断　　MALT 淋巴瘤。

（病理注释：陈光勇）

（病例提供　广西壮族自治区人民医院　张文华）

一　内镜所见　一

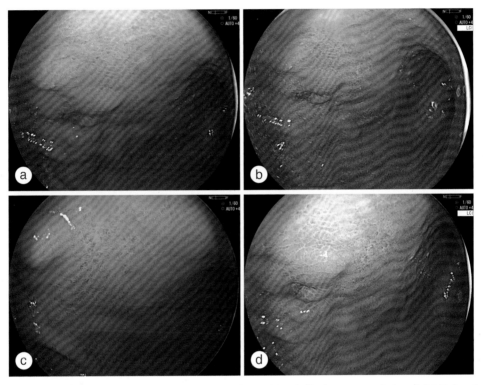

图 a~d　白光内镜下可见胃窦萎缩，胃体未见萎缩，胃体下部前壁见一Ⅱb病变，色泽偏白，与周围颜色相差不大，皱襞中断；其口侧可见Ⅱc病变，色泽发红（图 a、c）。LCI 下（图 b、d）呈现出中央橙色，周围紫色的表现。

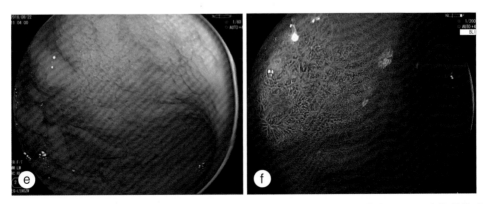

图 e　靛胭脂染色后，口侧可见明确边界，肛侧边界欠清晰。**图 f**　BLI 模式下可见腺管结构大小不一，血管紊乱。

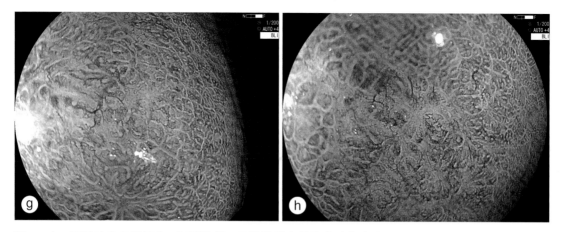

图 g、h 可见病变色泽偏白、呈胶冻状，见扩张融合的隐窝边缘上皮（MCE）、树枝样血管、蜘蛛腿样血管、似 corkscrew pattern 样血管。

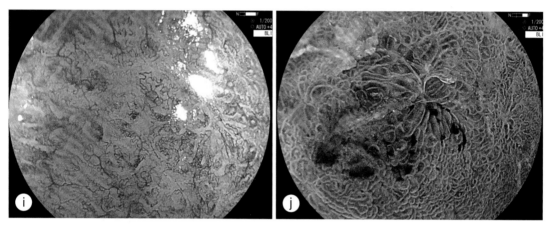

图 i 背景胶冻感明显，可见树枝状血管及类似 corkscrew pattern 样血管，但血管粗细均匀，MCE 缺失。 **图 j** 可见大小不一的 MCE，以及呈放射状、桥状的 MCE。

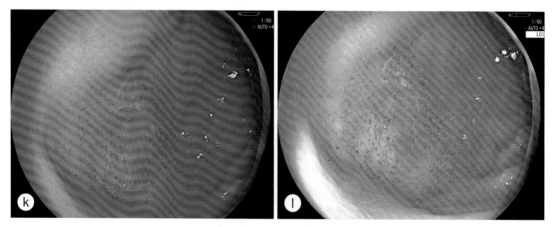

图 k、l 上两图为同一病例所见，WLI 模式下（图 k）胃底可见Ⅱc 病变，部分发白，部分偏红，边界较清楚；LCI 模式下（图 l）可见病变局部呈橙色，局部呈红色，边界更加明显。

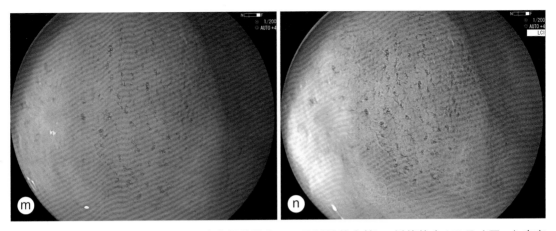

图 m、n 低倍放大白光见（图 m）病变部分发白，可见树枝状血管。 低倍放大 LCI 见（图 n）病变呈白色和黄色，可见树枝状血管。

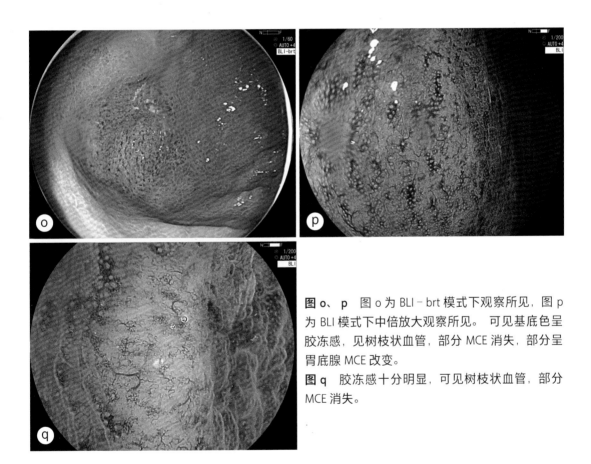

图 o、p 图 o 为 BLI–brt 模式下观察所见，图 p 为 BLI 模式下中倍放大观察所见。 可见基底色呈胶冻感，见树枝状血管，部分 MCE 消失，部分呈胃底腺 MCE 改变。

图 q 胶冻感十分明显，可见树枝状血管，部分 MCE 消失。

─ 病理所见 ─

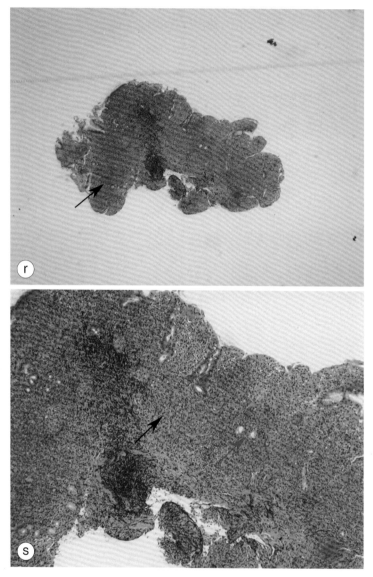

图 r、s （胃体）图 r 为低倍镜下所见，图 s 为中倍镜下所见，可见胃黏膜固有层内弥漫浸润的中等大小异型淋巴细胞（黑箭头），胃黏膜固有结构破坏，并见淋巴上皮病变（红箭头），诊断为非霍奇金结外黏膜相关淋巴组织边缘区 B 细胞淋巴瘤（MALT 淋巴瘤）。

病理诊断　MALT 淋巴瘤。

（病理注释：陈光勇）

（病例提供　中国人民解放军总医院第一医学中心　孙虹雨）

一　内镜所见　一

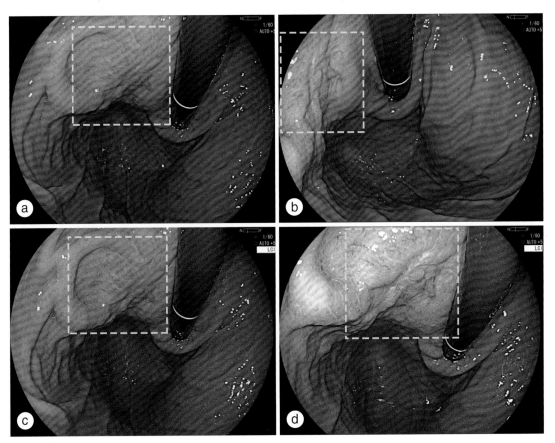

图 a~d　图 a、b WLI 模式下观察所见，图 c、d 为 LCI 模式下观察所见。　此例为除菌后的 MALT 淋巴瘤，病变位置黏膜变薄（黄色虚线框区域），可透见黏膜下小血管，呈萎缩样黏膜表现。

一 病理所见 一

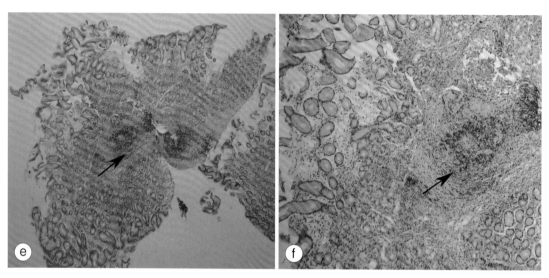

图 e、f （胃底）图 e 为低倍镜下所见，图 f 为中倍镜下所见。 可见胃黏膜组织内散在淋巴细胞浸润，灶性聚集（黑箭头），诊断为非霍奇金结外黏膜相关淋巴组织边缘区 B 细胞淋巴瘤（MALT 淋巴瘤）。

病理诊断　　MALT 淋巴瘤。

（病理注释：陈光勇）

第九节　胃低级别上皮内瘤变

胃上皮内瘤变(gastric intraepithelial neoplasia，GIN)是病理学诊断术语，是明确的肿瘤性病变，相当于胃黏膜的异型增生。2000 年，世界卫生组织(WHO)依据细胞异型性和结构紊乱程度将 GIN 分为低级别上皮内瘤变(low grade intraepithelial neoplasia，LGIN)和高级别上皮内瘤变(high grade intraepithelial neoplasia，HGIN)，其中 LGIN 包括轻度不典型增生和中度不典型增生。LGIN 是进展为胃癌的阶梯过程的前一站，如果在该阶段阻断疾病的进展，将极大地改善胃癌的发病率和病死率。

据报道，胃黏膜的异型增生在西方国家的患病率为 $0.5\%\sim3.75\%$，在哥伦比亚、中国等胃腺癌高发区的患病率为 $9\%\sim20\%$，其患病的平均年龄比胃癌低 10 岁(61 岁 *vs*. 70 岁)。荷兰的一项全国的队列研究中，统计了 92 250 例病理诊断为胃癌癌前病变的患者，其中 LGIN 占 8.3%；中国的相关研究表明 LGIN 的发病率为 $0.45\%\sim1.1\%$。胃黏膜 LGIN 进展缓慢，国外的研究显示，约 $38\%\sim75\%$ 的患者可发生逆转，异型性消失；$19\%\sim50\%$ 的患者病变长期维持不变；仅少数发展为进展期胃癌。另一项更早的研究则显示，在随访的 $10\sim48$ 个月内约 $0\sim23\%$ 的 LGIN 患者发生了癌变，每年胃癌的进展率为 0.6%。而国内一项最长达 10 年临床随访的大样本研究显示，约 $51.0\%\sim78.7\%$ 的 LGIN 患者可发生逆转，另有约 $0.45\%\sim14.3\%$ 的患者则发生癌变。

LGIN 可发生于胃的任何部位，但最常见于胃窦($51\%\sim72\%$)。另外，部分 LGIN 在进行 ESD 治疗后出现病理升级的现象。国内外相关研究均表明，LGIN 病变大小超过 2 cm 是提示最终病理升级的独立危险因素，而表面形态呈现出 Paris 分型中的 0-Ⅱc 及 0-Ⅲ型、表面色泽出现红斑及表型糜烂的 LGIN 病变，也提示存在最终病理升级的可能。一项研究显示，在 ME 结合 NBI 的观察下，若 LGIN 病变具有明确的边界，并且其表面微结构中的腺管开口形态和(或)微血管形态存在异常，即提示存在最终病理升级的可能[1]。

南方医科大学深圳医院的一项研究表明，相对于 WLI，BLI＋ME 在诊断胃 LGIN 上具有明显优势，能够明显提高其发现率和诊断准确率。海军军医大学附属长海医院开展的一项多中心前瞻性研究，共纳入 2 383 例患者，结果显示，LCI 组的早癌检出率明显高于 WLI 组(8.01% *vs*. 4.31%)[2,3]。

参考文献

［1］柴宁莉，李惠凯，翟亚奇，等.胃低级别上皮内瘤变规范化诊治专家共识(2019,北京)［J］.中华胃肠内镜电子杂志，2019,6(2)：49－56.

［2］Zhu Y，Wang F，Zhou Y，et al. Blue laser magnifying endoscopy in the diagnosis of chronic gastritis［J］. Exp Ther Med，2019,18(3)：1993－2000.

［3］Gao J，Zhang X，Meng Q，et al. Linked color imaging can improve detection rate of early gastric cancer in a high risk population：a multi-center randomized controlled clinical trial［J］. Dig Dis Sci，Published online：2020 May 4.

胃多发低级别上皮内瘤变

（病例提供 中国人民解放军总医院第一医学中心 王楠钧）

— 内镜所见 —

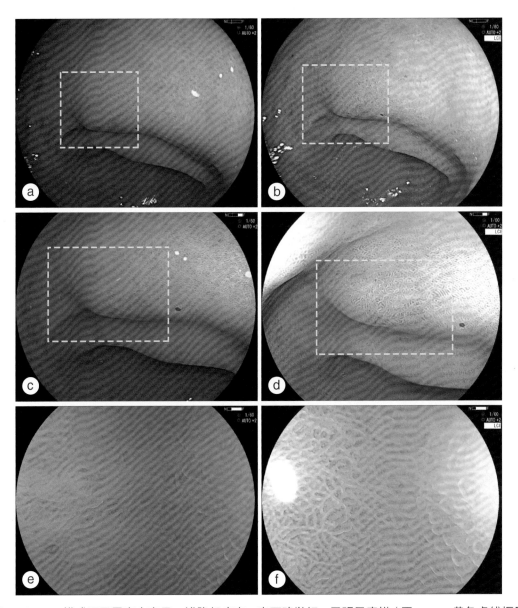

图 a~f WLI 模式下于胃窦小弯见一浅隆起病变，表面略发红，无明显糜烂（图 a、c，黄色虚线框区域）。 LCI 模式下，胃窦小弯处隆起型病变表面呈淡粉红色，与周边黏膜色差对比更加明显（图 b、d，黄色虚线框区域）。 LCI 放大模式下（图 e、f）腺管、血管清晰呈现但未见表面微结构明显紊乱。

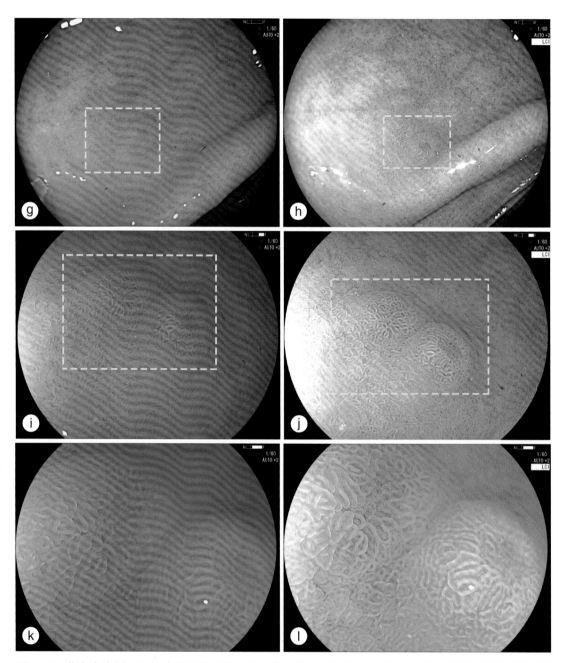

图 g~l 此为本病例另一处病变（活检病理亦证实为低级别上皮内瘤变）。 WLI 模式下于胃窦前壁近胃角见两相邻浅隆起病变，顶端略发红，似有浅凹陷，无明显糜烂（图 g、 i，黄色虚线框区域）。LCI 模式下，胃窦前壁近胃角两相邻浅隆起病变略呈粉红色，顶端浅凹陷处色泽呈浅紫红色，与周边黏膜色差对比更加明显，边界显示更清晰，辨识度更高（图 h、 j，黄色虚线框区域）。 LCI 放大模式下（图 k、 l）腺管、血管清晰呈现，但未见表面微结构明显紊乱。

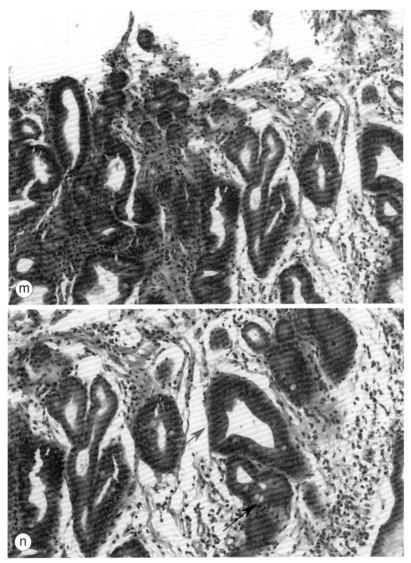

图 m、n （胃窦小弯）图 m 为中倍镜下所见，图 n 为高倍镜下所见。 可见胃黏膜组织呈慢性萎缩性炎，伴肠上皮化生（黑箭头），部分上皮呈不典型性，可见核质比增大，局部出现假复层排列（红箭头），诊断为低级别上皮内瘤变。

病理诊断 （胃窦小弯）低级别上皮内瘤变。

（病理注释： 陈光勇）

（病例提供　中国人民解放军总医院第一医学中心　王楠钧）

一 内镜所见 一

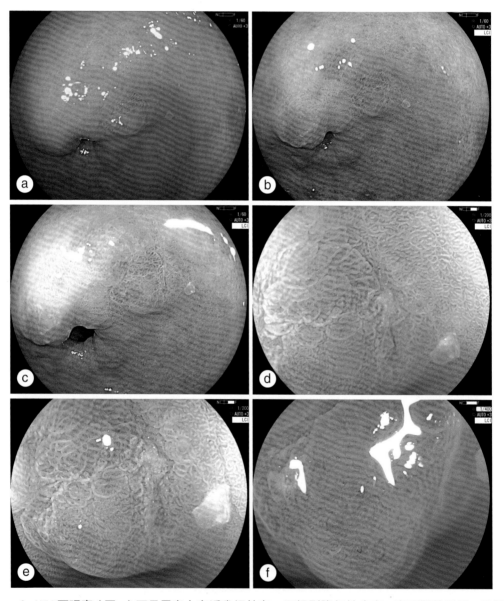

图 a～f　WLI 下观察（图 a）可见胃窦小弯近幽门处有一不规则隆起性病变，表面颗粒不平，局部充血水肿。 LCI 下（图 b～f）可见病变表面黏膜发红区域呈现为紫色，中央呈红色，色调对比度增强，病变区域更加容易辨认，边界清晰，放大模式下亦可见表面微结构及微血管显示清晰。

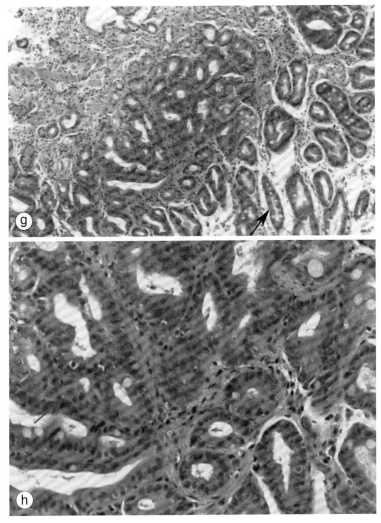

图 g、h （胃窦）图 g 为中倍镜下所见，图 h 为高倍镜下所见。 可见胃黏膜组织呈慢性萎缩性炎，伴肠上皮化生（黑箭头），部分腺管形态轻度异型，细胞核质比增大（红箭头），诊断为低级别上皮内瘤变。

病理诊断 （胃窦）低级别上皮内瘤变。

（病理注释：陈光勇）

（病例提供　云南省第一人民医院　何旭）

一　内镜所见　一

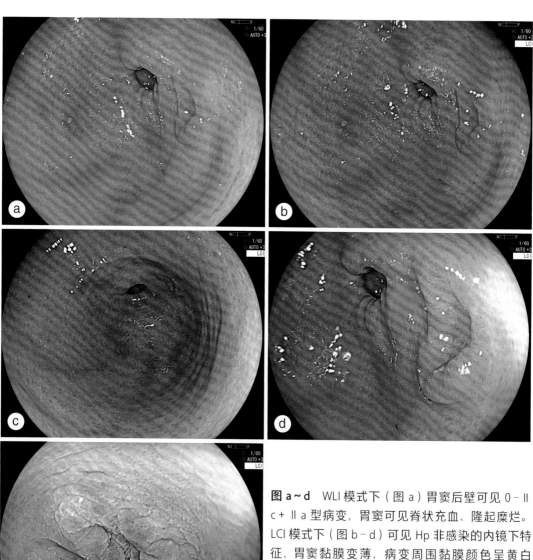

图 a~d WLI 模式下（图 a）胃窦后壁可见 0－Ⅱ c＋Ⅱa 型病变，胃窦可见脊状充血、隆起糜烂。LCI 模式下（图 b－d）可见 Hp 非感染的内镜下特征，胃窦黏膜变薄，病变周围黏膜颜色呈黄白色，病变呈紫红色，与周围黏膜色差增大，易于辨识。 **图 e** 醋酸染色 LCI 模式下观察，可见黏膜表面结构更加凸显，易观察。

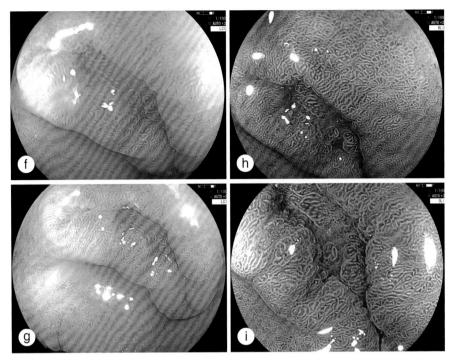

图 f~h 分别以 LCI 及 BLI 模式对病变进行放大观察，图 f 和图 g 为 LCI 模式下病变局部放大观察所见，图 h 和图 i 为 BLI 模式下病变局部放大观察所见。 由于病变形态改变似可见边界样结构，周围隆起表面微结构差异变化不大，凹陷处表面结构似有缺失、融合及排列紊乱，微血管未见明显异常。

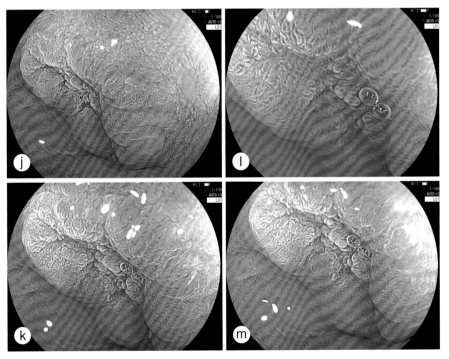

图 j~m 醋酸染色 LCI 模式下放大观察可见，LCI 清晰明亮的视野，将凹陷处的边界线、表面微结构形态充分勾勒出来。

一 病理所见 一

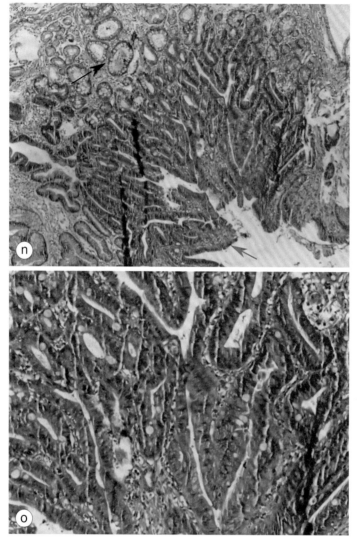

图 n、o （胃窦）图 n 为低倍镜下所见，图 o 为中倍镜下所见。 可见胃黏膜组织呈慢性萎缩性炎，伴肠上皮化生（黑箭头），部分上皮呈低级别异型增生（红箭头）。

病理诊断 （胃窦）黏膜慢性萎缩性炎，伴肠上皮化生，部分呈低级别异型增生。

（病理注释：陈光勇）

第十节　胃溃疡

胃溃疡(gastric ulcer，GU)指各种致病因子的作用下，胃黏膜发生的炎性反应与坏死性病变，病变可深达黏膜肌层。临床表现主要为慢性、周期性、节律性的上腹痛；疼痛主要部位为上腹部偏左侧隐痛，常发生于饭后 30 分钟[1]。

胃镜检查是确诊 GU 的首选方法。良性胃溃疡通常呈圆形、椭圆形或线形，边缘锐利，基本光滑，为灰白色或灰黄色苔膜所覆盖，周围黏膜充血、水肿，略隆起；恶性溃疡直径多>2 cm，外形不规则或火山喷口状，边缘不规整、隆起，底部凹凸不平、出血、坏死，周围黏膜皱襞中断或增粗呈结节状。判断溃疡的良恶性需同时结合组织病理检查，常于溃疡边缘进行多块活检。溃疡的病理表现为：黏膜炎症，固有膜内有以淋巴细胞和中性粒细胞为主的炎症反应或肉芽肿形成，愈合期病变可出现无上皮覆盖的肉芽组织或纤维结缔组织增生[1]。

胃溃疡的内镜下诊断应包括溃疡的部位、大小、数目等，还应包括溃疡的分期。根据良性溃疡发展过程及胃镜下表现，按照日本畸田隆夫的分期法，将溃疡分为 3 期：活动期(A期)、愈合期(H 期)和瘢痕期(S 期)，而每期又分为 2 个阶段，分别为 A1 期、A2 期、H1 期、H2 期、S1 期、S2 期[2](表 4 - 3)。

表 4- 3　胃溃疡分期

分期	内 镜 所 见
A1	溃疡呈圆形或椭圆形，中心覆盖厚白苔，可伴有渗血或血痂，周围潮红，充血水肿明显
A2	溃疡覆盖黄色或白色苔，无出血，周围充血水肿减轻
H1	溃疡处于愈合中，其周围充血、水肿消失，溃疡苔变薄、消退，伴有新生毛细血管
H2	溃疡继续变浅、变小，周围黏膜皱襞向溃疡集中
S1	溃疡白苔消失，呈现红色新生黏膜，称红色瘢痕期
S2	溃疡的新生黏膜由红色转为白色，称白色瘢痕期

对伴出血的消化性溃疡病可根据 Forrest 分级评估其再出血的风险，主要分为 3 级，不同分级对应不同的再出血率和病死率，根据分级以便于确定下一步治疗方案[3](表 4 - 4)。目前多项研究表明，Ⅰa 型、Ⅰb 型是持续出血和再出血的独立危险因素[4,5]。

表 4 - 4　Forrest 分级

Forrest 分级	内镜所见	再出血率（%）
Ia	喷射样出血	55
Ib	活动性渗血	55
IIa	血管显露	43
IIb	附着血凝块	22
IIc	黑色基底	10
III	基底洁净	5

参考文献

［1］中华医学会.临床诊疗指南——消化系统疾病分册［M］.北京：人民卫生出版社,2005：32－34.

［2］李军祥,陈誩,肖冰,等.消化性溃疡中西医结合诊疗共识意见（2017 年）［J］.中国中西医结合消化杂志,2018,26（2）：112－120.

［3］Forrest JA，Finlayson ND，Shearman DJ. Endoscopy in gastrointestinal bleeding［J］.Lancet，1974,2：394－397.

［4］Marmo R，Del Piano M，Rotondano G，et al. Mortality from nonulcer bleeding is similar to that of ulcer bleeding in high-risk patients with nonvariceal hemorrhage：a prospective database study in Italy［J］. Gastrointest Endosc，2012，75：263－272.

［5］Gralnek IM，Dumonceau JM，Kuipers EJ，et al. Diagnosis and management of nonvariceal upper gastrointestinal hemorrhage：European Society of ESGE guideline［J］. Endoscopy，2015,47(10)：a1－a46.

（病例提供　哈尔滨医科大学附属第二医院　褚艳杰）

― 内镜所见 ―

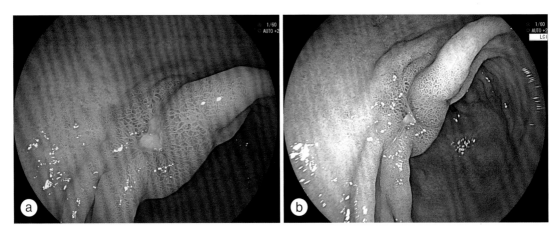

图 a　白光模式下胃窦前壁可见一"椭圆形"溃疡，周边黏膜充血水肿。
图 b　LCI 模式下溃疡呈白色，周边黏膜呈现红色、黄色调。

― 病理所见 ―

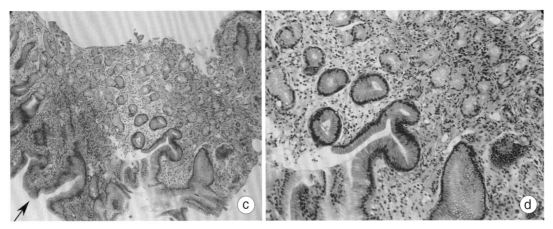

图 c、d　（胃窦）图 c 为低倍镜下所见，图 d 为中倍镜下所见。　可见胃黏膜组织呈活动性慢性炎，部分小凹上皮增生（黑箭头）。

病理诊断　（胃窦）黏膜活动性慢性炎。

（病理注释：陈光勇）

| *Case* 2 | 胃溃疡（A2） |

（病例提供　中国人民解放军总医院第一医学中心　李蕙）

— 内镜所见 —

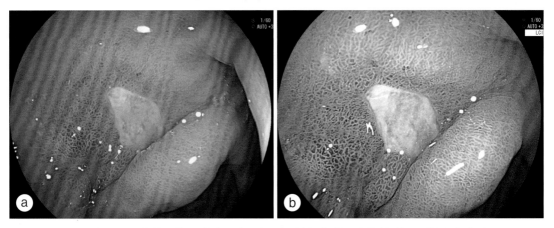

图 a　白光下观察可见胃窦处一梭形溃疡，底平坦，覆均匀白苔，边缘清晰，环堤充血水肿。
图 b　LCI 下观察可见溃疡环堤区域被强调呈紫红色，病变处腺管结构更加清晰。

— 病理所见 —

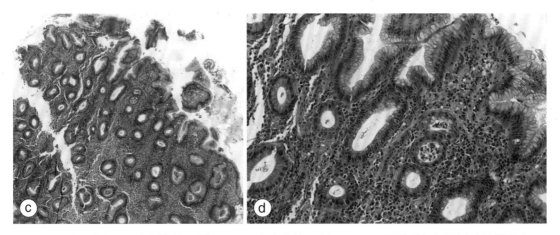

图 c、d　（胃窦）图 c 为低倍镜下所见，图 d 为中倍镜下所见。　可见胃黏膜组织呈活动性慢性炎。

病理诊断　（胃窦）黏膜活动性慢性炎。

（病理注释：陈光勇）

Case **3** | 胃溃疡（H1）

（病例提供　中国人民解放军总医院第一医学中心　李蠃）

— **内镜所见** —

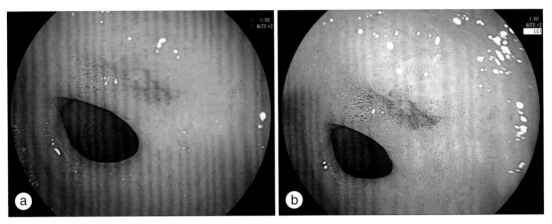

图 a、b　图 a 为 WLI 模式下观察所见，图 b 为 LCI 模式下观察所见，可见溃疡缩小变浅，苔变薄，四周再生上皮所形成的红晕向溃疡围拢。LCI 模式下色差对比更加明显，病变呈现更加清晰。

— **病理所见** —

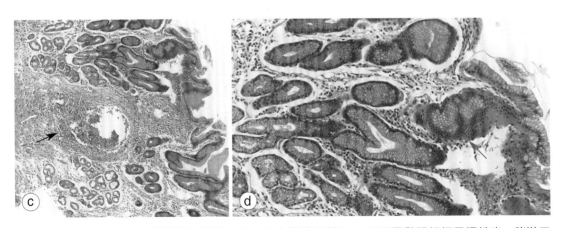

图 c、d　（胃窦）图 c 为低倍镜下所见，图 d 为中倍镜下所见。可见胃黏膜组织呈慢性炎，伴淋巴组织增生（黑箭头），部分小凹上皮增生（红箭头）。

病理诊断　　胃黏膜慢性炎。

（病理注释：陈光勇）

Case 4 | 胃溃疡（H2）

（病例提供　中国人民解放军总医院第一医学中心　李蒉）

— 内镜所见 —

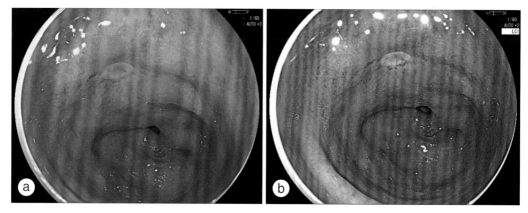

图 a、b　图 a 为 WLI 模式下观察所见，图 b 为 LCI 模式下观察所见，可见溃疡周围充血水肿几乎消失，白苔变薄。 LCI 模式下色差对比更加明显，病变呈现更加清晰。

— 病理所见 —

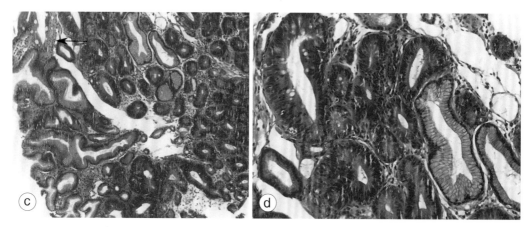

图 c、d　（胃窦小弯）图 c 为中倍镜下所见，图 d 为高倍镜下所见。 可见胃黏膜组织呈慢性炎，伴肠上皮化生（黑箭头），部分上皮呈不典型性，核质比增大，局部细胞出现假复层排列（红箭头）。

病理诊断　（胃窦）黏膜慢性炎，伴肠上皮化生。

（病理注释：陈光勇）

Case 5 | 胃溃疡（S2）

（病例提供　中国人民解放军总医院第一医学中心　李蕙）

— 内镜所见 —

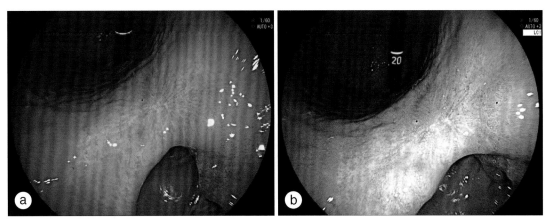

图 a、b　图 a 为 WLI 模式下观察所见，图 b 为 LCI 模式下观察所见。　可见白苔及发红消失，皱襞集中，瘢痕处为白色。　LCI 模式下色差对比更加明显，病变呈现更加清晰。

— 病理所见 —

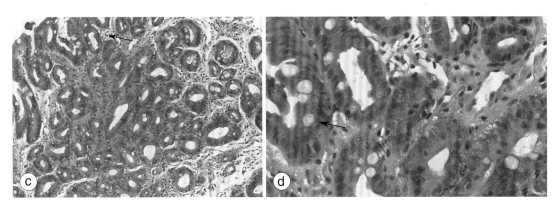

图 c、d　（胃角）图 c 为中倍镜下所见，图 d 为高倍镜下所见。　可见胃黏膜组织呈慢性萎缩性炎，伴肠上皮化生（黑箭头）。

病理诊断　胃黏膜慢性萎缩性炎，伴肠上皮化生。

（病理注释：陈光勇）

第十一节 多发性扁平白色隆起/
春间·川口病变

多发性扁平白色隆起（multiple white and flat lesions，MWFLs），首先是由日本学者 Kawaguchi 于 2007 年报道[1]，随后 Haruma 等报道了系列病例，因此，既往多称为"春间·川口病变"[2]，根据 2015 年京都胃炎分类，统一命名为 MWFLs。

目前 MWFLs 的发病机制尚不明确，可能与长期服用 PPI 等抑酸药物伴发高胃泌素血症有关[3]。Hasegawa 等研究表明，确诊与未确诊该病变患者中抑酸药物的服用率为 100% (13/13) *vs*. 53.7%(88/164)[4]。日本一项对 1 995 例已明确 Hp 感染的患者进行胃镜检查（富士内镜）的研究表明，MWFLs 的检出率为 3.0%(60/1 995)，在 Hp 阳性、Hp 阴性和杀菌后患者中检出率分别为 0.5%、1.3%，和 4.6%。多重回归分析表明，女性、老年、严重的黏膜萎缩均为该病变的危险因素[5]。

该病变多发生于胃体上部穹窿处至胃底。内镜下的主要特征为：大小各异的多发白色扁平隆起，抵近观察可见管状微结构，组织病理为胃底腺的腺窝上皮增生性变化，萎缩但不伴有囊性扩张[4,6]。

在诊断方面，需注意与肠上皮化生、胃底腺息肉等鉴别，避免将该类患者划归胃癌的高危人群。肠上皮化生好发于胃窦，也可进展至胃底、胃体，隆起间可融合，背景黏膜多为高度萎缩。胃底腺息肉为胃底腺区多发隆起，形态以山田 Ⅱ、Ⅲ 型多见，组织病理学提示由扩张的胃底泌酸腺组成，周围胃黏膜无萎缩性胃炎或肠上皮化生[7]。

参考文献

［1］ Kawaguchi M，Arai E，Nozawa H，et al. White flat elevated lesions in the body of stomach [J]. Gastroenterol Endosc，2007,49（Suppl 1）：958（in Japanese）.

［2］ Haruma K，Shiotani A，Kamada T，et al. Adverse effects induced by long-term use of proton pump inhibitor-development of gastric polyp [J]. Clin Gastroenterology，2013,56：190－193（in Japanese）.

［3］ Kamada T，Haruma K，Takao T. Multiple white flat lesions（Haruma and Kawaguchi lesion）[J]. Endoscopia Digestiva，2016,28：1182－1183（in Japanese）.

［4］ Hasegawa R，Yao K，Ihara S，et al. Magnified endoscopic findings of multiple white flat lesions：a new subtype of gastric hyperplastic polyps in the stomach [J]. Clin Endosc，2018,51(6)：558－562.

［5］ Adachi K，Mishiro T，Okada M，et al. Prevalence of multiple white and flat elevated lesions in individuals undergoing a medical checkup [J]. Intern Med，2018,57(9)：1213－1218.

［6］ Majima K，Muraki Y，Shimamoto T. Multiple white and flat elevated lesions observed in the stomach：a prospective study of clinical characteristics and risk factors ［J］. Intern Med，2018，57(18)：2613－2619.

［7］ 李转，苏红霞，路红，等.胃息肉的诊治进展[J].胃肠病学和肝病学杂志，2020，29(1)：93－98.

（病例提供　云南省第一人民医院　何旭）

― 内镜所见 ―

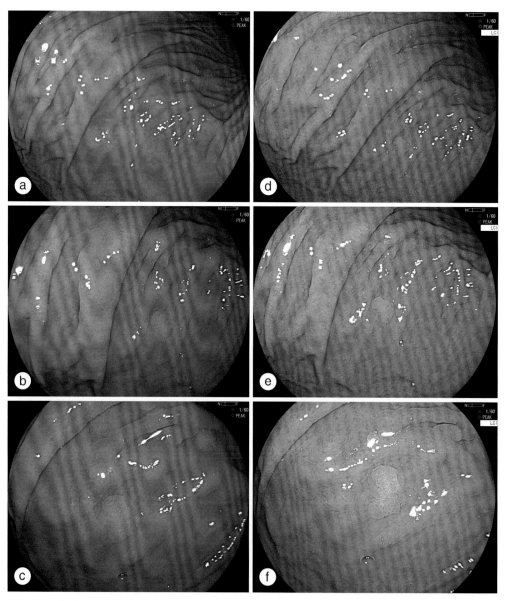

图 a～f　WLI 模式下远、中、近景依次观察（图 a～c），胃体上部至胃底大弯侧，可见大小各异的多发白色扁平隆起，部分病变并不明显。LCI 模式下远、中、近景依次观察（图 d～f），由于色调增强，色差对比明显，使病变显现得更加清晰明了。

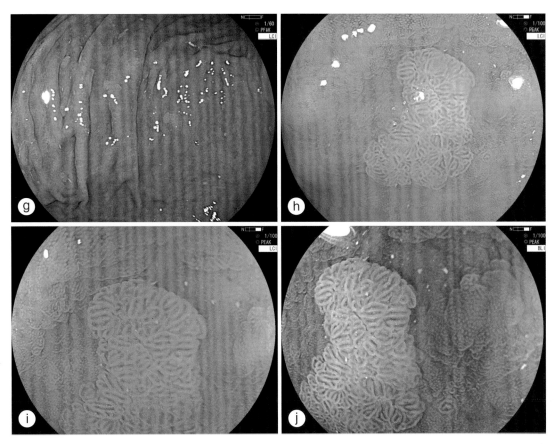

图 g~j LCI中倍放大模式下（图h、i）见隆起表面管状微结构，其清晰明亮的视野、色彩的反差将病变表面微结构及微血管形态很好地展现。 BLI中倍放大模式下（图j）同样可清晰呈现上述表现。

— 病理所见 —

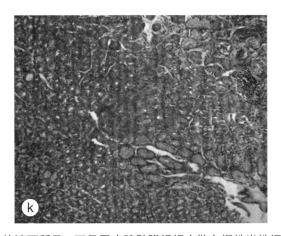

图 k （胃体）上图为中倍镜下所见，可见胃底腺黏膜组织内散在慢性炎性细胞浸润。

（病理注释：陈光勇）

第十二节　胃黄斑瘤

胃黄斑瘤(gastric xanthelasma)是一种良性病变,胃镜下为黄白色,表面呈粗糙不平的颗粒状,呈圆形、椭圆形或不规则状,边界清晰。组织病理学证实其由充满脂质的泡沫细胞聚积而成[1]。其发病机制尚不明确,有文献报道认为其与年龄、慢性炎症刺激、肠上皮化生、血脂代谢异常以及幽门螺杆菌感染等因素相关。多种相关疾病影响胃黏膜上皮功能,造成其对脂质吸收增强。近年来研究表明,胃黄斑瘤与胃癌的发生有关。日本的一项回顾性研究[2]发现胃黄斑瘤患者其胃癌发生率显著高于无胃黄斑瘤人群,并进一步分析表明胃黄斑瘤的存在与胃癌的发生独立相关,提示胃黄斑瘤可作为胃癌发生的生物学指标。而另一项回顾性研究[3]也发现胃黄斑瘤与早期胃癌的发生有关,提示其也是早期胃癌发生的一个预测指标。

参考文献

[1] Zinoun M,Hali F,Marnissi F, et al. Xanthoma disseminatum with asymptomatic multisystem involvement [J]. Ann Dermatol Venereol,2015,142: 276‐280.

[2] Akira S,Hirokazu F,Takanori M, et al. Gastric xanthelasma may be a warning sign for the presence of early gastric cancer [J]. J Gastroenterol Hepatol,2014,29: 951‐956.

[3] Akira S,Hirokazu F,Ryota S, et al. Gastric atrophy and xanthelasma are markers for predicting the development of early gastric cancer [J]. J Gastroenterol,2016,51: 35‐42.

（病例提供　中国人民解放军总医院第一医学中心　王赞滔）

— 内镜所见 —

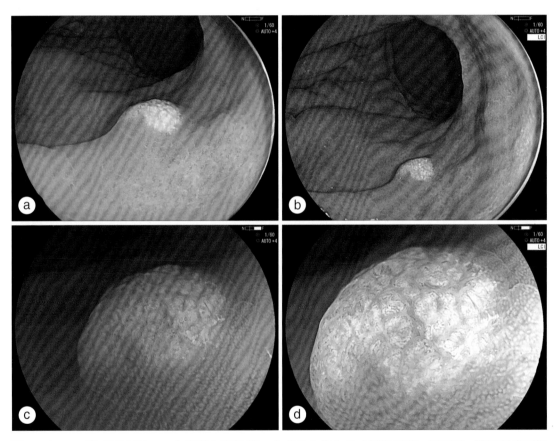

图 a~d　WLI 模式下（图 a、c）表现为胃黏膜一个或多个黄白色或淡黄色斑，呈圆形、椭圆形或不规则形，表面光滑或粗糙不平颗粒状，稍高出于胃黏膜表面，边界清晰。LCI 模式下（图 b、d）表面结构更加清晰。

— 病理所见 —

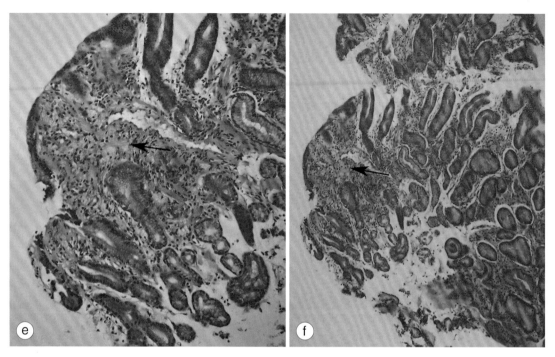

图 e、f （胃体）图 e 为中倍镜下所见，图 f 为低倍镜下所见。 可见胃黏膜组织固有层内泡沫状组织细胞浸润（黑箭头），符合黄斑瘤改变。

病理诊断 （胃体）黄斑瘤。

（病理注释： 陈光勇）

第十三节　胃异位胰腺

　　异位胰腺（heterotopic pancreas）是指发生在正常胰腺解剖位置以外，且与正常胰腺无解剖和血管联系的胰腺组织[1]。其好发部位是胃和十二指肠[2]。胃异位胰腺在内镜下通常表现为半球形、息肉样或乳头样黏膜下隆起，表面黏膜光滑，与周围正常黏膜相似，部分病例可见特征性的黏膜中央脐样凹陷。超声内镜可以明确其病变来源和性质，对异位胰腺的诊断及与其他黏膜下肿瘤的鉴别具有一定的价值[3,4]。患者一般无临床症状，也可存在腹痛、腹胀、恶心、呕吐、黑便、黄疸等临床表现[5,6]，偶有发生癌变的个案报道[7]。

参考文献

［1］ Anca T，Eugen T，Mihai D，et al. Gastric heterotopic pancreas：an unusual case and review of the literature［J］. J Gastrointestin Liver Dis，2012，21：209－212.

［2］ Maryam R，Christine M，Kumaresan S，et al. Heterotopic Pancreas：Histopathologic Features，Imaging Findings，and Complications［J］. Radiographics，2017，37：484－499.

［3］ Chen SH，Huang WH，Feng CL，et al. Clinical analysis of ectopic pancreas with endoscopic ultrasonography：an experience in a medical center［J］. J Gastrointest Surg，2008，12：877－881.

［4］ Kim JH，Lim JS，Lee YC，et al. Endosonographic features of gastric ectopic pancreases distinguishable from mesenchymal tumors［J］. J Gastroenterol Hepatol，2008，23：e301－307.

［5］ Hasan MK，Hawes R，Varadarajulu S. Gastric heterotopic pancreas abscess leading to gastric outlet obstruction［J］. Gastrointest Endosc，2013，78：550－551.

［6］ Wu Z，Zhang H，SHEN Z，et al. Adult intussusception and gastrointestinal bleeding due to an isolated heterotopic pancreas［J］. Turk J Gastroenterol，2013，24：78－79.

［7］ Makhlouf HR，Almeida JL，Sobin LH. Carcinoma in jejunal pancreatic heterotopia［J］. Arch Pathol Lab Med，1999，123：707－711.

Case 1 | 胃异位胰腺

（病例提供 广西壮族自治区人民医院 蒋长秀）

— 内镜所见 —

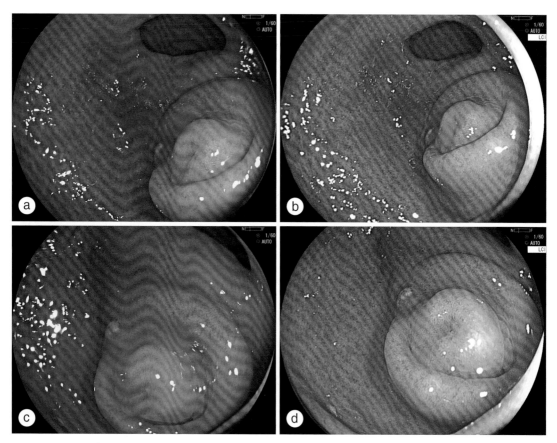

图 a~d 图 a、c 为 WLI 模式下观察所见，图 b、d 为 LCI 模式下观察所见。 本例为典型的胃窦脐样隆起型改变，其中央可见特征性黏膜脐样凹陷。 LCI 相比于 WLI，病变界限及表面色差对比更加明显、清晰。

内镜诊断 胃异位胰腺。

第十四节　胃早癌

胃癌是严重威胁我国人民生命健康的重大疾病之一,据国家癌症中心报告,2015 年我国新发胃癌 67.91 万例,死亡 49.80 万例,其发病率和死亡率均高居恶性肿瘤的第二位。胃癌的转归和预后与其临床分期密切相关。进展期胃癌患者根治性切除率低,生活质量差,其 5 年肿瘤相关生存率不足 30%,早期胃癌(early gastric cancer)是指仅局限于胃黏膜层或黏膜下层,而不论有无淋巴结转移的胃癌。早期胃癌患者预后较好,5 年生存率可达 90% 以上。其病变形态:主要参考 Paris 分型[1],分为:隆起型病变(0-Ⅰ)、平坦型病变(0-Ⅱ)和凹陷型病变(0-Ⅲ)。0-Ⅰ型又分为有蒂型(0-Ⅰp)和无蒂型(0-Ⅰs)。0-Ⅱ型根据病灶轻微隆起、平坦、轻微凹陷分为 0-Ⅱa、0-Ⅱb 和 0-Ⅱc 三个亚型。同时具有轻微隆起和轻微凹陷的病灶根据隆起/凹陷比例分为 0-Ⅱc+Ⅱa 型和 0-Ⅱa+Ⅱc 型。另外,还应注意病变色泽变化(发红或褪色)、有无合并溃疡,皱襞有无中断或融合等。

在早癌诊断中清晰的病变分界线是判断癌或非癌病变的重要特征。病变大小的准确评估,有助于选择合适的治疗方法[2]。为什么要将病变大体特征反复强调,是因为目前众多医院消化内镜中心主要的矛盾是随着民众健康意识的提高而增加的内镜检查数量与内镜医生相对或绝对不足之间的矛盾,造成平均检查时间相对缩短,增加了遗漏病变特别是消化道早癌的风险。技术上的解决方法是要更加重视内镜下的"白光寻病,白光寻癌"。而 LCI 模式中,在特殊窄带光的基础上,增加了颜色扩张的处理,使病变与背景黏膜的色差更明显,从而让病变的表面特征更加强化,表面颜色更加鲜明(图 4-1)。

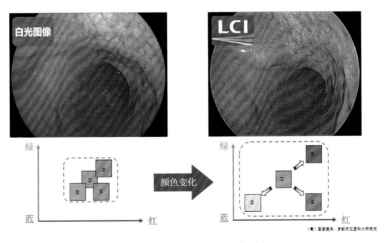

图 4-1　红色、白色的对比度加强

白光图像中胃体前壁及大弯侧的远景观察只见黏膜呈红色,小弯侧黏膜变薄可透见黏膜下小血管,小弯近前壁侧可见萎缩与非萎缩黏膜分界,但后壁界限不甚清楚。LCI模式下观察胃体前壁黏膜颜色有层次感也并非大片均一颜色,而后壁也可见萎缩与非萎缩黏膜界限,对于内镜下的疾病判断有重要的提示作用。而LCI对于早癌的内镜下诊断因其激光光源,视野明亮、对黏膜的颜色差异对比强烈,也有如"见微知著"让早癌无处遁形。多篇的文献研究表明:①LCI提高了能见度,有助于胃黏膜癌的早期发现[3];②与WLI相比,LCI图像在早期胃癌和周围黏膜之间具有更高的颜色对比度[4];③早癌的病变会有更为特征性的颜色诸如橙色(橘红色)[5]。本章节共23例胃早癌病变出不同中心选送,请读者在阅读图谱中着重观察LCI模式下早癌的形态特征及颜色变化,与白光内镜下图片进行对比,并体悟白光下早癌病变的内镜下特点,让目前还没有使用过LCI模式内镜的读者同样获益。

参考文献

[1] Endoscopic Classification Review Group. Update on the paris classification of superficial neoplastic lesions in the digestive tract [J]. Endoscopy,2005,37(6):570-578.

[2] 北京市科委重大项目《早期胃癌治疗规范研究》专家组.早期胃癌内镜下规范化切除的专家共识意见(2018,北京)[J/CD].中华胃肠内镜电子杂志,2018,5(2):49-60.

[3] Kitagawa Y,Suzuki T,Hara T,et al. Linked color imaging improves the endoscopic visibility of gastric mucosal cancers [J]. Endosc Int Open,2019,7(2):E164-E170.

[4] Fukuda H,Miura Y,Osawa H,et al. Linked color imaging can enhance recognition of early gastric cancer by high color contrast to surrounding gastric intestinal metaplasia [J]. J Gastroenterol,2019,54(5):396-406.

[5] Kanzaki H,Kawahara Y,Okada H. The Color Difference between Differentiated Early Gastric Cancer and Suspicious Mucosal Areas on Linked Color Imaging [J]. Digestion,2020,101(1):25-30.

（病例提供　中国人民解放军总医院第一医学中心　王赞滔）

── 内镜所见 ──

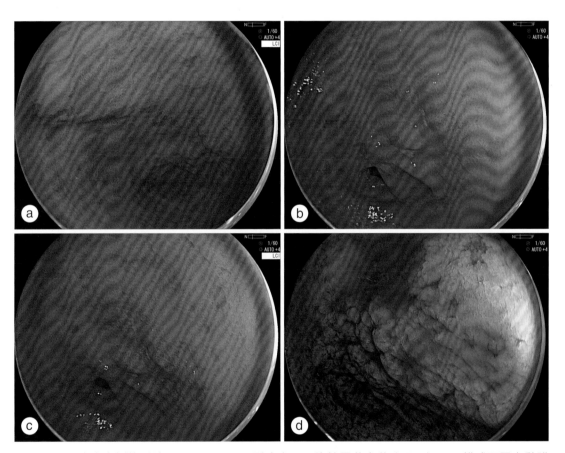

图 a~d　胃窦小弯侧偏后壁可见一Ⅱa+Ⅱc型病变，凹陷处覆薄白苔（图 b），LCI 模式下胃窦黏膜变薄，胃窦可见散在大片状黏膜发红、粗糙似地图样改变（图 a、c）。 Hp 感染成功根治后的内镜下特征及萎缩的黏膜背景一览无余。 LCI 模式下病变周围黏膜颜色呈黄白色，病变呈紫红色。 喷洒靛胭脂染色后，可见一凹陷型病变（图 d）。

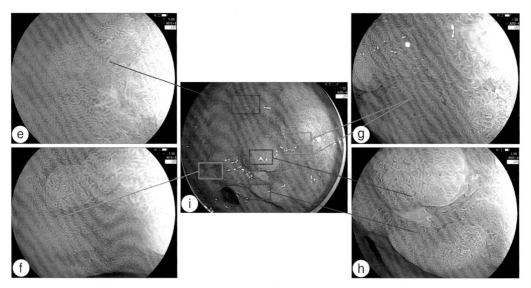

图 e~i Hp 感染根除成功，内镜下胃窦呈大片地图样发红，约 55% 患者根除成功后会有此内镜下表现，但也正是因为成功根除 Hp 使病变边界不清，难以界定病变边界。 图 e、f、g、h 分别是以病变形态为缘标记出的边界，在 LCI 中高倍放大模式下，可清楚地观察到边界图片的表面微细结构。 图 e 中可见 2 处腺管融合似乳头样，周围黏膜隆起为除菌后早癌改变，周围无明确边界。 图 h 似球样隆起黏膜，表面腺管紊乱，血管循颜色不同似分布不均，此两处病变考虑为除菌后早癌病变。

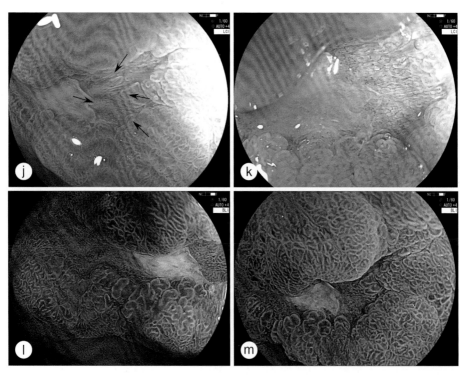

图 j~m 箭头所示区域由血管包绕的腺管形态似已形成网状结构，但其形态、大小均不相同并与周围黏膜形成明确的边界；而血管形态、管径、大小亦不规则（图 j）。 LCI 放大模式下（图 j、k）清晰明亮的视野、色彩的反差将病变边界、腺管及血管形态清楚地显示，与 BLI 放大模式（图 l、m）相比，均可将微结构及微血管清晰地呈现。

— 病理所见 —

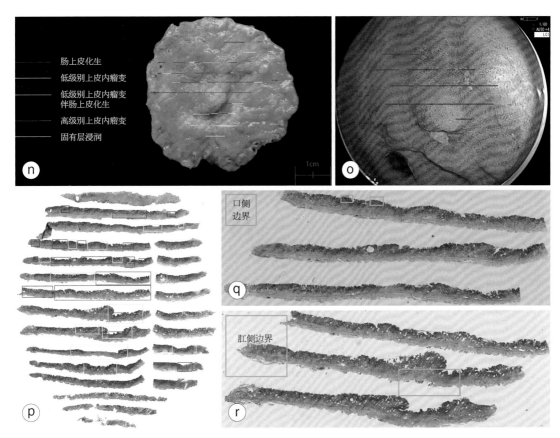

肠上皮化生

低级别上皮内瘤变

低级别上皮内瘤变
伴肠上皮化生

高级别上皮内瘤变

固有层浸润

1cm

口侧
边界

肛侧边界

图 n~r 内镜下病变与 ESD 标本病理评估对照。

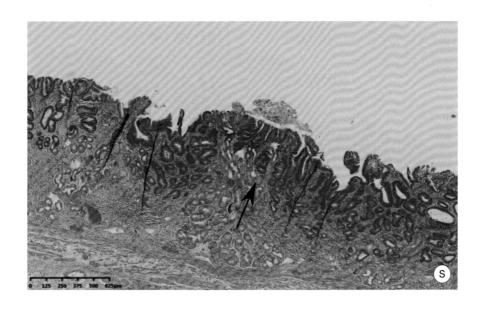

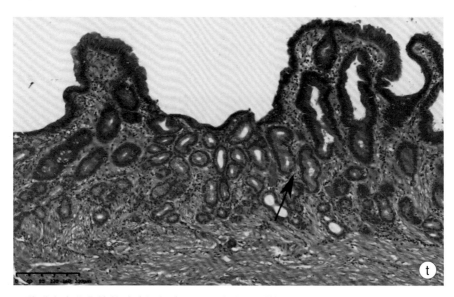

图 s、t　胃黏膜高中分化管状腺癌组织病理图，病变口侧第一刀切到病变的组织切片（图 s），病变口侧最后一刀切到病变的组织切片（图 t）。 光镜下可见癌组织由大小不等的腺管构成（黑色箭头），腺管形状和排列较规则，腺管被覆上皮异型性较小，符合 Hp 根除后胃癌改变。 癌瘤局限于黏膜固有层，脉管未见癌瘤侵犯，黏膜组织内未见溃疡及瘢痕性改变，水平及基底切缘干净，周围胃黏膜组织呈慢性萎缩性炎伴肠上皮化生。

病理诊断　　胃黏膜高中分化管状腺癌，L，Gre，type 0～Ⅱa＋Ⅱc，20×15 mm，tub1，pT1a，ly0，v0，pHM（－），pVM（－）。

（病理注释：陈光勇）

（病例提供　中国医科大学附属第一医院　张惠晶）

— 内镜所见 —

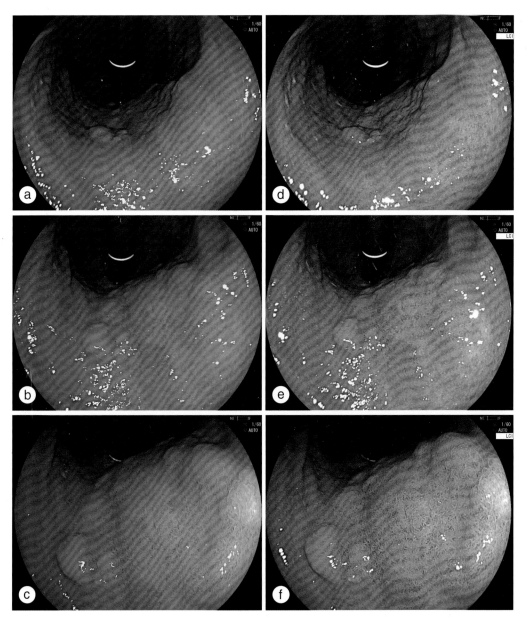

图 a~f　白光模式下（a~c）及 LCI 模式下（d~f）病变远景、中景及近景内镜图像，可见病变为胃体上段小弯侧及后壁见边界不清的隆起型病灶，大小约 5.5 cm × 4.0 cm，表明凹凸不平，略粗糙。

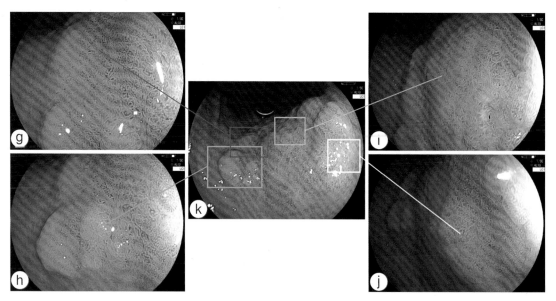

图 g~k　LCI 模式下对图 k 病变区域行弱放大观察，对比观察可以看到 LCI 模式下由于亮度的提高及色泽对比的增强使病灶更加强化、立体结构更加突出（图 g、h、j），尤其是近景观察时表面微结构较 WLI 易于辨认。　在 LCI 低倍放大模式可见病变区域内腺管粗大、扩张、排列不规整，与周边胃底腺腺管形成明确边界，病变中央尚残存正常的胃底腺结构。

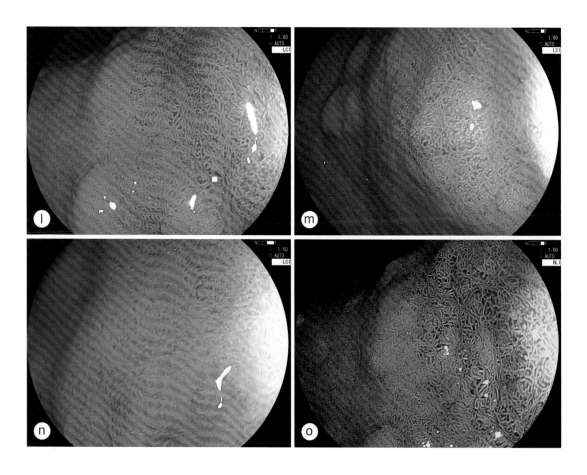

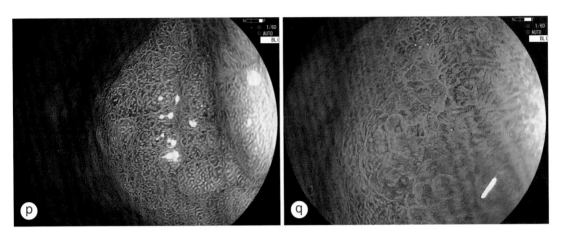

图 l~q 分别以 LCI 模式（图 l~n）及 BLI 模式（图 o~q）对病变不同区域行低倍及高倍放大观察，可见病变处腺管的形态及大小均不相同，血管的形态、管径及分布亦不规则。 对比观察可以看到 LCI 模式下清晰明亮的视野，色泽对比的增强将病变的边界、腺管及血管的形态显示得更加清楚，与 BLI 放大模式相比，均可将微结构及微血管清晰地呈现。

— **病理所见** —

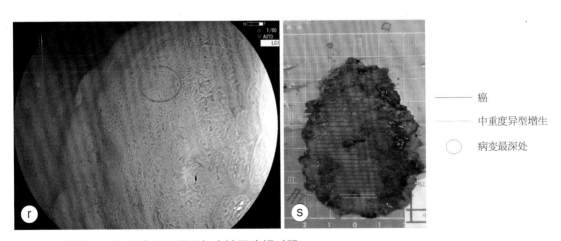

——— 癌

——— 中重度异型增生

◯ 病变最深处

图 r、s 病变 ESD 标本病理还原图与内镜图片相对照。

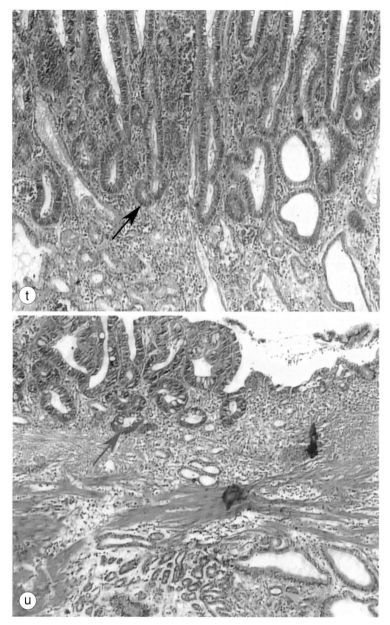

图 t、u 胃黏膜高分化管状腺癌，癌组织由形态单一的腺管构成（黑箭头），排列较规则，背景见肠上皮化生（红箭头），符合肠型腺癌的形态学改变。黏膜下层见深在性囊性胃炎改变（绿箭头）。癌瘤局限于黏膜固有层，脉管未见癌瘤侵犯，黏膜组织内未见溃疡及瘢痕性改变，水平及基底切缘干净，周围胃黏膜组织呈慢性萎缩性炎伴肠上皮化生。

病理诊断 胃黏膜高分化管状腺癌。

（病理注释：陈光勇）

（病例提供　中国医科大学附属第一医院　张惠晶）

— 内镜所见 —

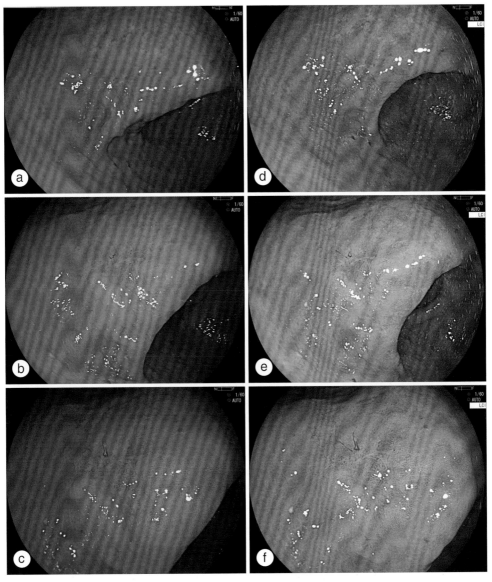

图 a~f　胃角前根见一处隆起凹陷型病变，中央发红，周边黏膜略聚集。 左列为 WLI 模式下远景、中景及近景内镜图（a~c），右列为 LCI 模式下远景、中景及近景内镜图（d~f）。 对比观察可以看到 LCI 模式下由于亮度及色泽的对比强化使病灶界限更加明显，立体结构更加突出，病灶中央呈紫红色，边缘略呈黄色，界限较 WLI 模式下更为清楚。

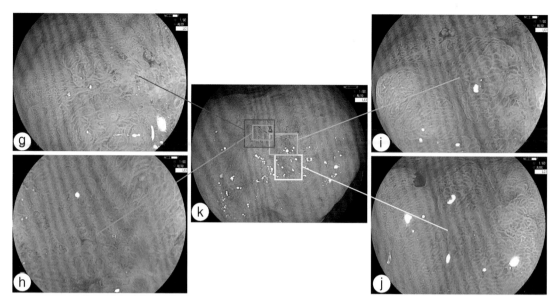

图 g~k　LCI 模式下对图 f 病变区域行中高倍放大观察，可见病变局部微结构排列稀疏，形态不整，并可见异常血管。 而局部腺管呈活检后增生性改变（g~j）。

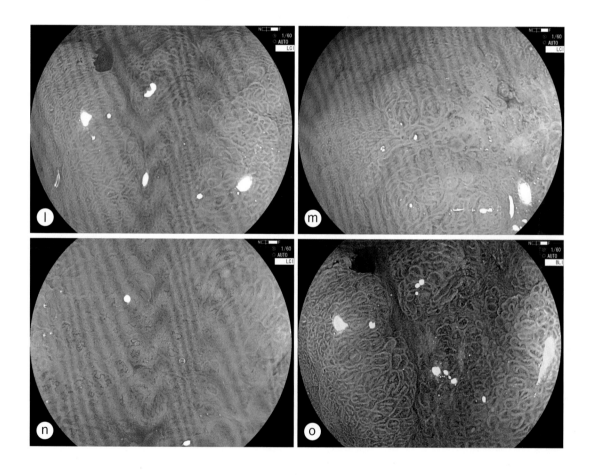

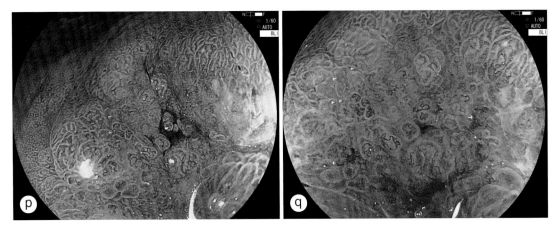

图 l~q　LCI 模式下放大内镜图（图 l~n）和 BLI 模式下对应部位放大内镜图（图 o~q）。 对比观察可以看到 LCI 模式能够将病变的腺管及血管形态清楚的显示，与 BLI 放大模式相比，均可将腺管及血管清晰地呈现。 病变凹陷中央部腺管呈乳头状，中间区域血管迂曲、形态各异为典型的异常微结构及微血管形态（图 n、q）。

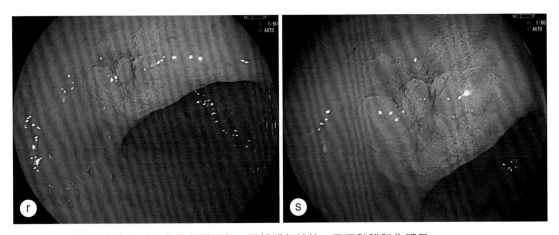

图 r、s　喷洒乙酸染色后病变处界限清楚，局部褪色较快，周围黏膜醋化明显。

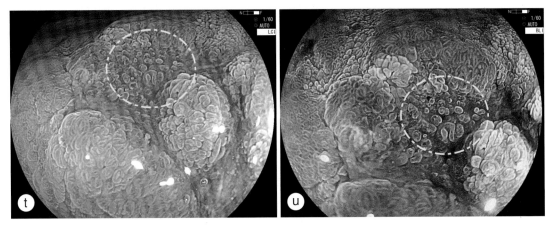

图 t、u　喷洒乙酸染色后 LCI 及 BLI 中倍放大观察未喷洒时模糊的腺管形态，逐渐显现，可见黄色虚线内腺管大小不等，排列不均。

— 病理所见 —

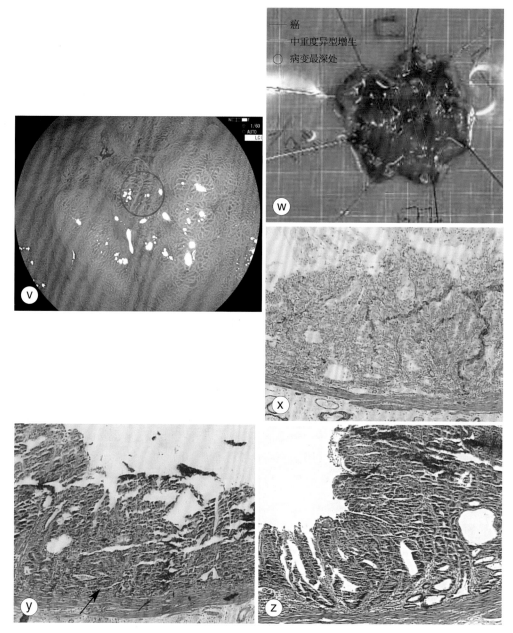

图 v、w 病变 ESD 标本病理复原图与内镜图片相对照。

图 x~z 胃黏膜浅表凹陷型肿瘤性病变，表面呈乳头样，黏膜固有层见大小不一的腺管结构，部分腺管融合（黑箭头），诊断为胃黏膜中分化管状腺癌，癌瘤局限于黏膜固有层，脉管未见癌瘤侵犯，黏膜组织内未见溃疡及瘢痕性改变，水平及基底切缘干净，周围胃黏膜组织呈慢性萎缩性炎伴肠上皮化生。

病理诊断　　胃黏膜中分化管状腺癌。

（病理注释：陈光勇）

（病例提供　中国医科大学附属第一医院　张惠晶）

― 内镜所见 ―

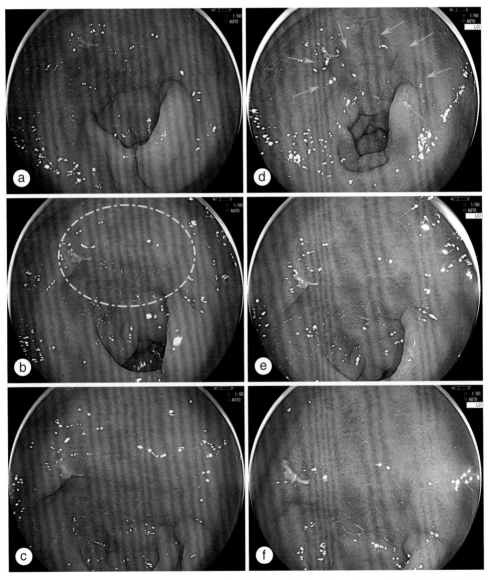

图 a～f　胃窦小弯侧见一处黏膜凹凸不平，色泽略发红，局部可见糜烂，病变整体界限不清晰。　左列为 WLI 模式下远景、中景及近景内镜图（a～c），右列为 LCI 模式下远景、中景及近景内镜图（d～f）。　对比观察可以看到 LCI 模式下由于亮度及色泽的对比强化使病灶界限更加明显，立体结构更加突出，病灶中央呈紫红色，病灶上方呈褪色改变，界限较 WLI 模式下更为清楚。

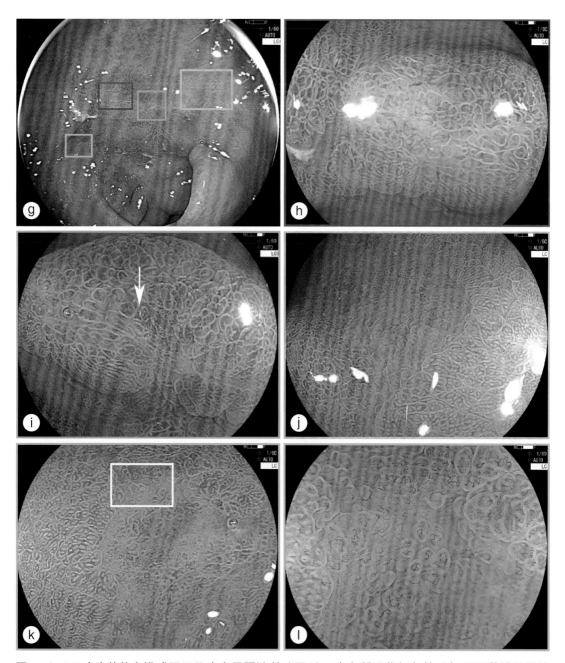

图 g~l LCI 中高倍放大模式下可见病变界限清楚（图 l），病变所现紫红色外观与周围黏膜界限清楚。 局部微结构大小不等，排列紊乱，局部腺管稀疏，并可见异常血管，病变在低倍放大观察下，颜色上呈红黄相间（图 h~k）。 白色箭头处可见 WOS（白色不透光物质，图 i）。

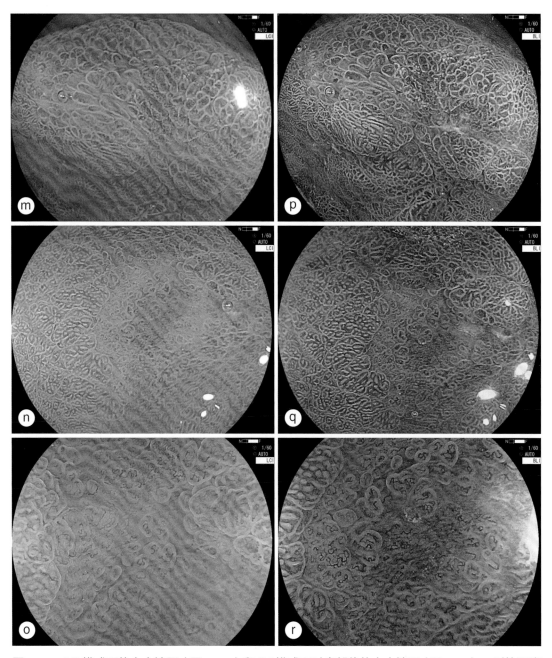

图 m~r LCI 模式下放大内镜图（图 m~o）和 BLI 模式下对应部位放大内镜图（图 p~r）。 对比观察
可以看到 LCI 模式下清晰明亮的视野、色泽对比的增强能够将病变的腺管及血管形态清楚地显示，与
BLI 放大模式相比，均可将腺管及血管清晰地呈现。

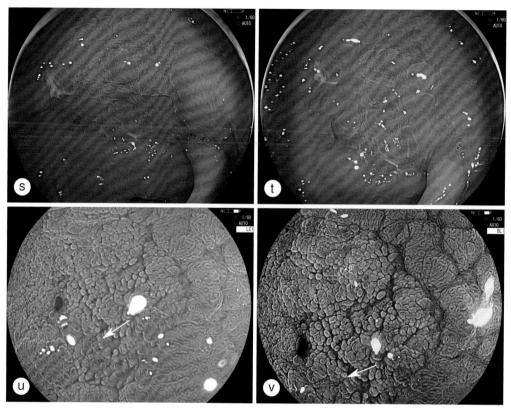

图 s、t　喷洒乙酸后远景观察表面腺管开始显现。　图 u、v　喷洒乙酸后 LCI 模式观察褪色区域边界，可见界限清晰，左侧腺管密集排列（白色箭头所指处）。

— 病理所见 —

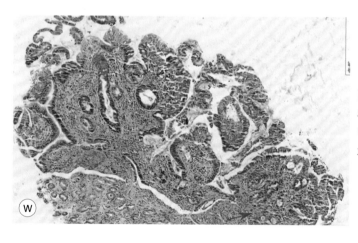

图 w　胃黏膜组织表面呈乳头样结构，固有层见少量呈筛状结构的腺管（蓝色箭头），诊断为中分化管状腺癌浸润。

病理诊断　　胃黏膜中分化管状腺癌。

（病理注释：陈光勇）

（病例提供　中国医科大学附属第一医院　张惠晶）

― 内镜所见 ―

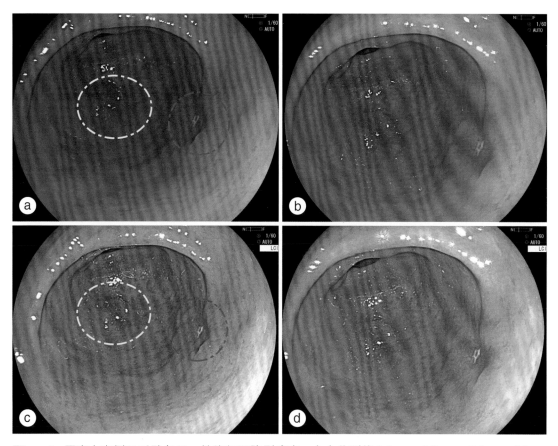

图 a～d　胃窦大弯侧及后壁各见一处隆起凹陷型病变，大小分别约 1.5 cm × 2.0 cm、 2.0 cm × 3.0 cm（图 a、 b 中黄色和红色虚线所示）。 图 a、 b 分别为 WLI 模式下远景、中景内镜图，图 c、 d 分别为 LCI 模式下远景、中景内镜图。 对比观察可以看到 LCI 模式下，由于亮度的提高及色泽对比的增强使病灶区域强化，边界清晰，立体结构更加突出，病灶处呈紫红色。

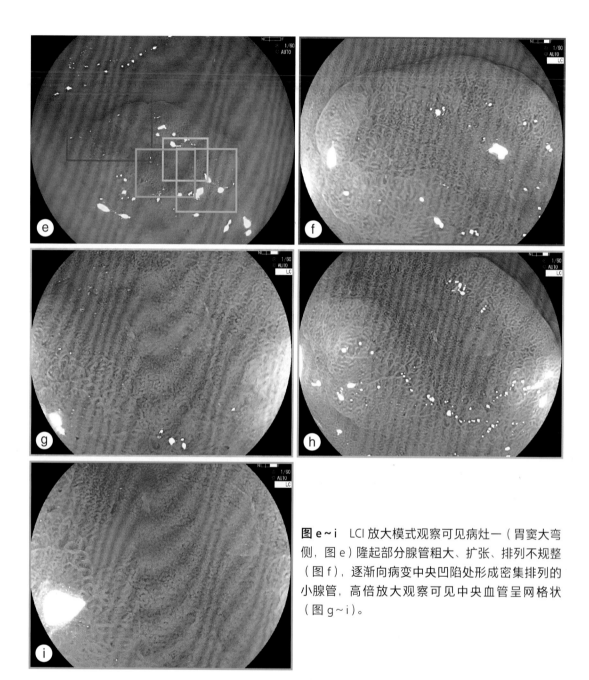

图 e~i LCI 放大模式观察可见病灶一（胃窦大弯侧，图 e）隆起部分腺管粗大、扩张、排列不规整（图 f），逐渐向病变中央凹陷处形成密集排列的小腺管，高倍放大观察可见中央血管呈网格状（图 g~i）。

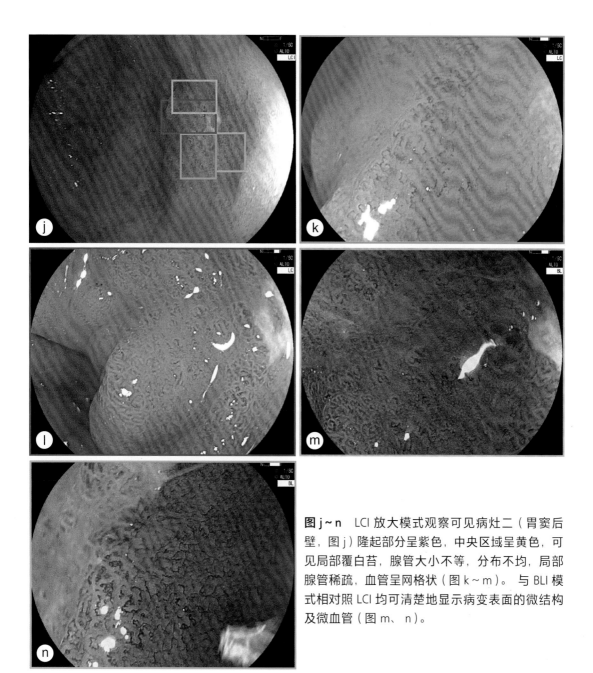

图 j～n LCI 放大模式观察可见病灶二（胃窦后壁，图 j）隆起部分呈紫色，中央区域呈黄色，可见局部覆白苔，腺管大小不等，分布不均，局部腺管稀疏，血管呈网格状（图 k～m）。 与 BLI 模式相对照 LCI 均可清楚地显示病变表面的微结构及微血管（图 m、n）。

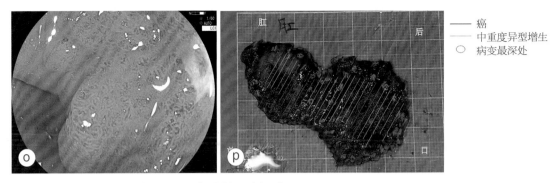

图 o～p 病变 ESD 标本病理还原图与内镜图片相对照。

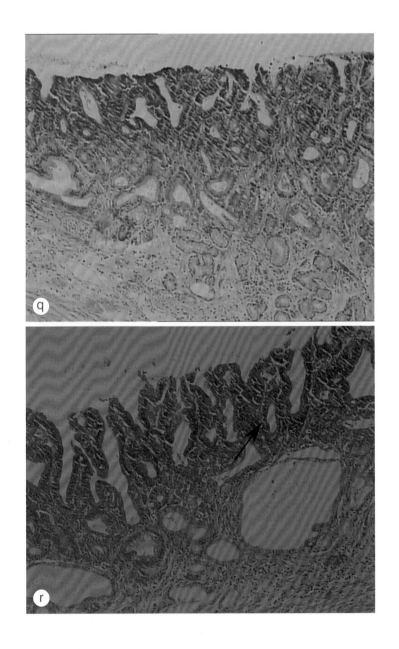

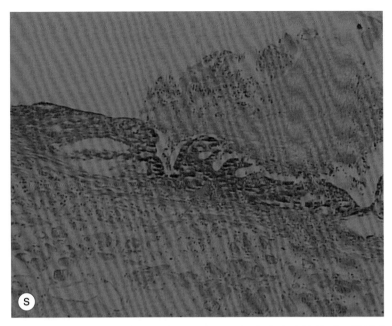

图 q~s 图 r、s 均为胃黏膜高分化管状腺癌（黑箭头）。癌瘤由腺管构成，被覆上皮异型性明显
（红箭头），癌瘤局限于黏膜固有层，脉管未见癌瘤侵犯，黏膜组织内未见溃疡及瘢痕性改变，水平
及基底切缘干净，周围胃黏膜组织呈慢性萎缩性炎伴肠上皮化生。

病理诊断　胃黏膜高分化管状腺癌。

（病理注释：陈光勇）

（病例提供　中国医科大学附属第一医院　张惠晶）

一　内镜所见　一

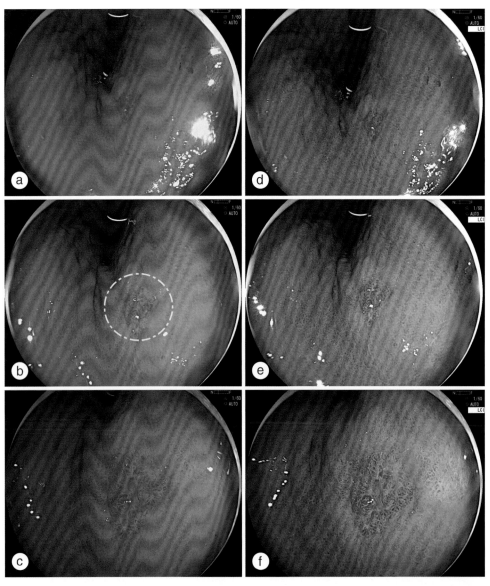

图 a~f　胃体小弯侧见一处凹陷型病变（如黄色虚线所示），范围约 1.5 cm × 1.0 cm，中央处发红。左列为 WLI 模式下远景、中景及近景内镜图（a~c），右列为 LCI 模式下远景、中景及近景内镜图（d~f）。 对比观察可以看到 LCI 模式下由于亮度及色泽的对比强化使病灶界限更加明显，立体结构更加突出，病灶中央呈紫红色，边缘呈褪色的黄色，界限较 WLI 模式下更为清楚。

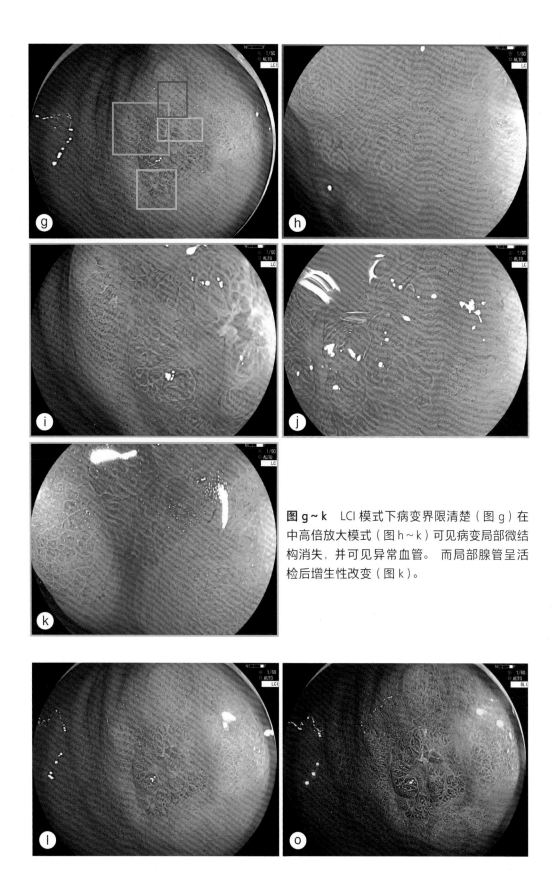

图 g~k　LCI 模式下病变界限清楚（图 g）在中高倍放大模式（图 h~k）可见病变局部微结构消失，并可见异常血管。而局部腺管呈活检后增生性改变（图 k）。

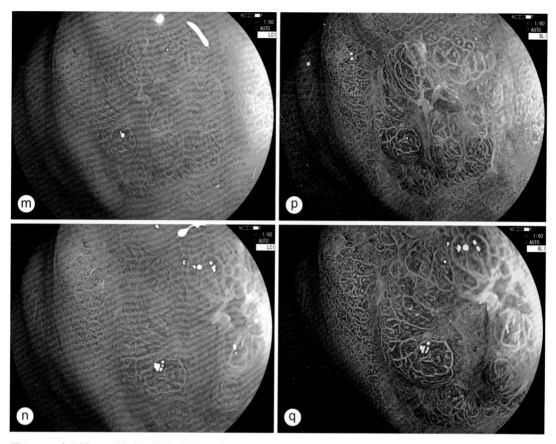

图 l~q　左列为 LCI 模式下放大内镜图（图 l~n），右列为 BLI 模式下对应部位放大内镜图（图 o~q）。对比观察可以看到 LCI 模式下清晰明亮的视野、色泽对比的增强能够将病变的腺管及血管形态清楚地显示，与 BLI 放大模式相比，均可将腺管及血管清晰地呈现。

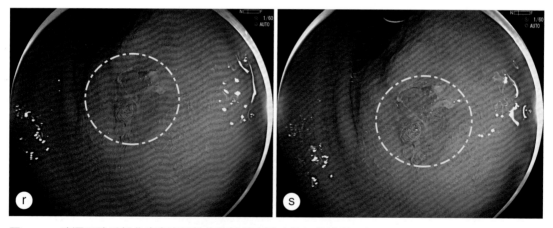

图 r、s　喷洒乙酸后部分病变表面结构依然看不清（黄色虚线所示）。

— 病理所见 —

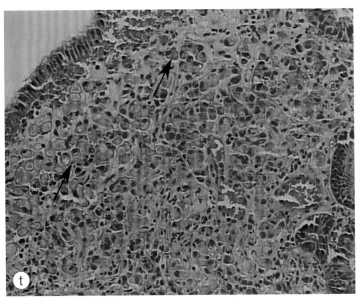

图 t　活检病理，胃黏膜组织固有层内见印戒细胞癌（黑箭头）浸润，肿瘤细胞质内含有黏液，推挤细胞核偏向细胞周边，形态上呈戒指样。该病例最终于外院行胃近端大部切除手术。

病理诊断　胃黏膜组织固有层内见印戒细胞癌浸润。

（病理注释：陈光勇）

（病例提供　中国医科大学附属第一医院　张惠晶）

― 内镜所见 ―

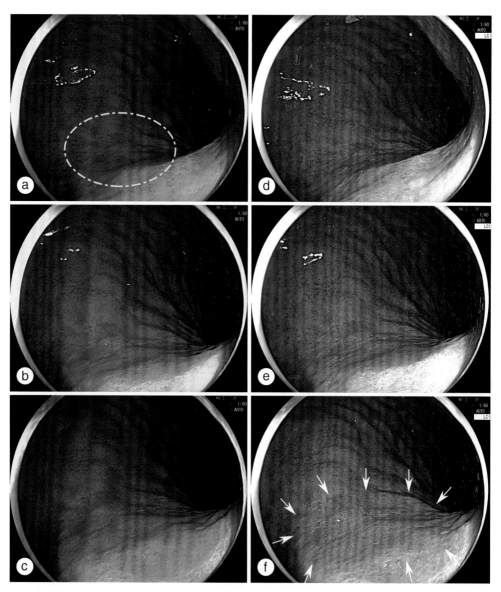

图 a~f 底体交界后壁见一处黏膜发红凹陷，范围约 3.0 cm × 4.0 cm（图 a，黄色虚线所示）。 左列为 WLI 模式下远景、中景及近景内镜图（图 a~c），右列为 LCI 模式下远景、中景及近景内镜图（图 d~ f）。 对比观察可以看到 LCI 模式下由于亮度的提高及色泽对比的增强使病灶更加强化、界限更清楚，病灶处呈明显的紫红色（图 f，白色箭头所示）。

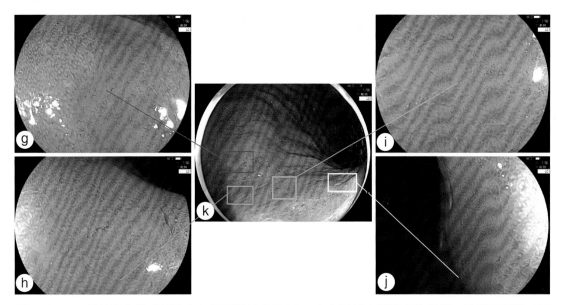

图 g~k LCI 低倍放大模式可见病变界限清楚（图 k），中央区域内腺管密集排列、排列不规整（图 i）。 红色边框内见褪色区域（图 g），LCI 高倍放大观察褪色区域边界（图 h、j），可见界限清楚，褪色区域内腺管稀少，可见异常血管，形态不一。

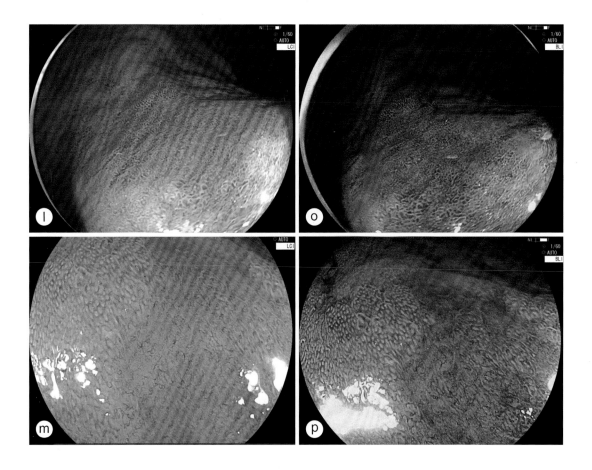

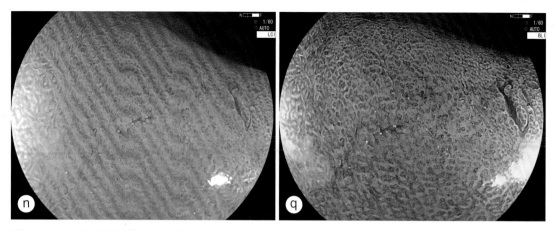

图 l~g LCI 模式下低倍及高倍放大内镜图（图 l~n）和 BLI 模式下对应部位低倍及高倍放大内镜图（图 o~q）。 对比观察可以看到 LCI 模式下清晰明亮的视野、色泽对比的增强将病变的边界、腺管及血管的形态显示得更加清楚，与 BLI 放大模式相比，均可将微结构及微血管清晰地呈现。

— 病理所见 —

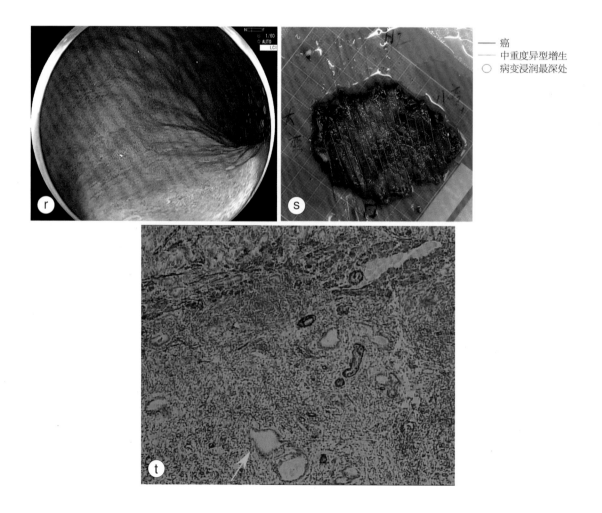

—— 癌
—— 中重度异型增生
○ 病变浸润最深处

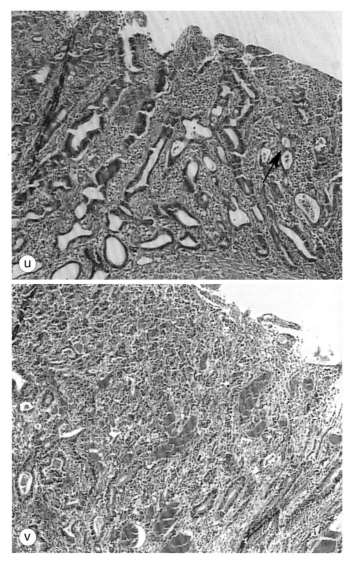

图 r、s 病变 ESD 标本病理复原图与内镜图相对照。

图 t~v 胃黏膜混合型腺癌浸润：部分区域由大小形状不等的腺管构成的中分化管状腺癌（黑箭头）；部分区域腺管不明显，肿瘤细胞弥散排列（红箭头），为低分化腺癌区域；癌瘤侵至黏膜下层约 2 000 μm（pT1b-SM2，绿箭头），Desmin 染色显示黏膜肌层没有完全破坏，癌组织侵至黏膜下层，侵犯深度以黏膜肌层下缘为基准线，测量癌组织侵犯最深的距离，本例黏膜下层侵犯深度约 2 000 μm（pT1b-SM2）。ESD 标本只有部分黏膜下层组织，因此对 ESD 标本中超过 SM1 深度的癌组织，比如胃癌标本，只要侵犯的绝对值超过 500 μm，都视为 SM2 的黏膜下层侵犯深度。脉管未见癌瘤侵犯，水平及基底切缘干净，未见溃疡及瘢痕性改变，周围黏膜呈慢性萎缩性炎伴肠上皮化生。

病理诊断　　胃黏膜混合型腺癌浸润。

（病理注释：陈光勇）

Case 8 | 胃窦大弯 0-Ⅱc 型病变

（病例提供　广西壮族自治区人民医院　张文华）

— 内镜所见 —

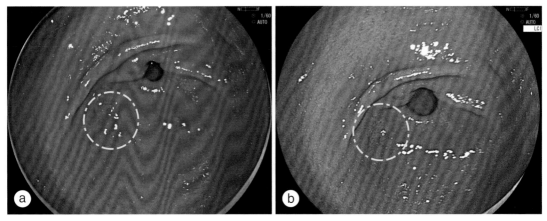

图 a、b　WLI 下胃窦前壁可见一Ⅱc 型病变，远景观察颜色发红，边界不清（图 a 黄色虚线所示）。
LCI 模式下Ⅱc 型病变周围包绕紫色黏膜（图 b 黄色虚线所示）。

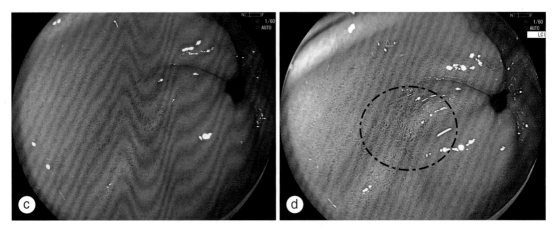

图 c、d　白光中距离观察黏膜中断，边界不清，病变似呈橙色，LCI 模式皱襞中断处颜色略呈紫色，
表面可见血管丰富（黑色虚线内）。

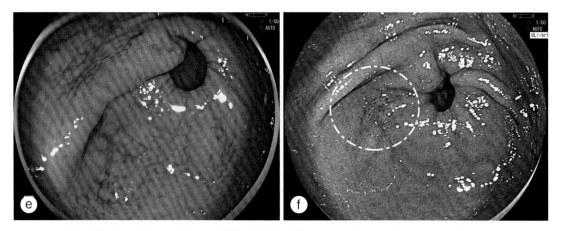

图 e、f 靛胭脂染色，边界不清楚，未能勾勒出病变范围（图 e）；BLI 镜下所见：病变呈褐色较白光下形态更易辨认（图 f 白色虚线内）。

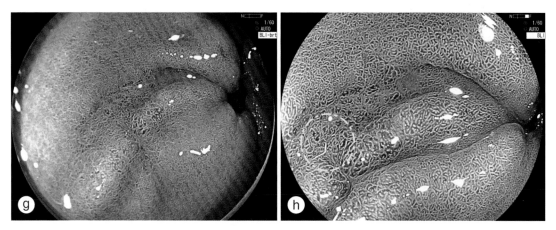

图 g BLI 近景观察病变呈茶褐色，可见皱襞中断，边界清楚。 图 h BLI 低倍放大观察 11 点方向 MCE 大小不等、形态不规则。

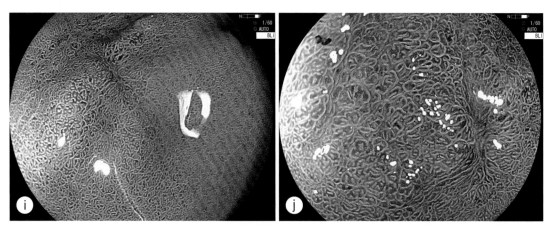

图 i BLI 低倍放大模式下，病变近大弯侧边界欠清，未见确切边界线形成。 图 j 病变中央凹陷处隐窝边缘上皮大小不等，方向不一致，表面微血管似簇状，分布不均。

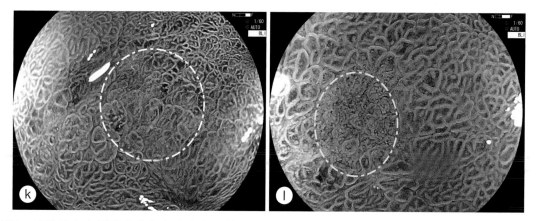

图 k　凹陷处小弯侧隐窝边缘上皮大小不等，极性消失，有部分融合现象，血管丰富（白色虚线内）。　图 l　靠近观察，高倍放大下可见局部隐窝边缘上皮形态模糊不规则，有破坏、融合现象。　微血管形态、口径、大小、走行、极性均不一致（黄色虚线内）。

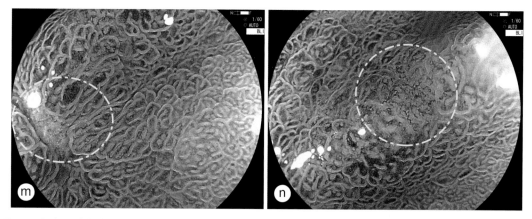

图 m　中央凹陷处似活检瘢痕，其周围腺管大小不等，部分呈融合趋势，似修复样改变（黄色虚线内）。　图 n　小弯侧皱襞隆起处表面结构模糊不清，异常血管形态呈波浪状（黄色虚线内）。

─ 病理所见 ─

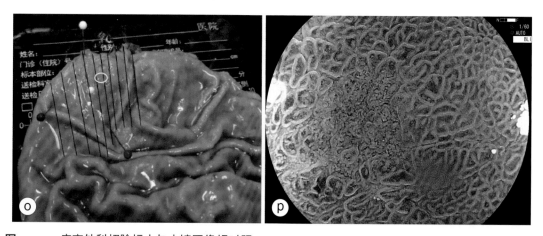

图 o、p　病变外科切除标本与内镜图像相对照。

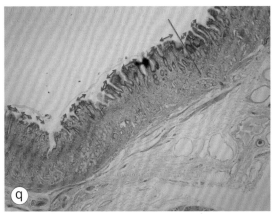

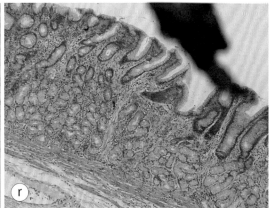

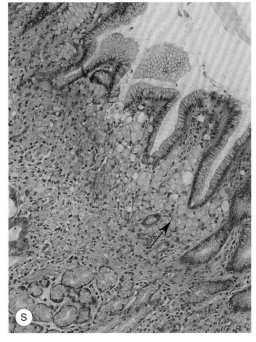

图 q~s 图 q 为低倍镜下病理切片，可观察表面腺管；图 r 同为低倍放大表面腺管结构及腺管形态，可大体观察；图 s 为中倍放大可见胃幽门腺黏膜组织固有层内见密集排列的细胞巢，细胞质内富含黏液将细胞核推挤至一边，这是典型的印戒细胞癌（黑箭头）改变，按照 WHO 标准诊断为低黏附性癌（印戒细胞癌），日本标准称为未分化型癌（印戒细胞癌，Sig）。本例外科切除后，最后病理诊断为 type0 - Ⅱ c， 1.0 × 0.8 cm， Sig， pT1a（M）， ly0， V0， pDM（ - ）， pPM（ - ）。

病理诊断　type0 - Ⅱ c， 1.0 × 0.8 cm， Sig， pT1a（M）， ly0， V0， pDM（ - ）， pPM（ - ）。

（病理注释　陈光勇）

（病例提供　广西壮族自治区人民医院　张文华）

— 内镜所见 —

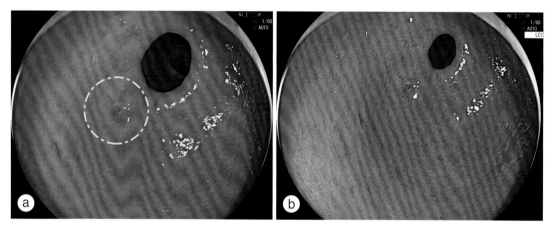

图a、b　胃窦前壁近幽门处可见一Ⅱc病变，发红，周围为萎缩背景黏膜（图a黄色虚线内）；LCI模式下病变凹陷处呈紫色（图b）。

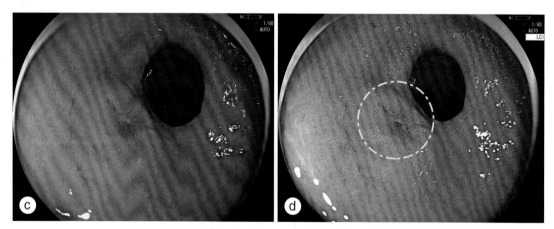

图c　白光吸气状态下病变形态为Ⅱa+Ⅱc，中央部发红。　**图d**　LCI下可见周围隆起处黏膜呈橙色改变，中央呈紫色。

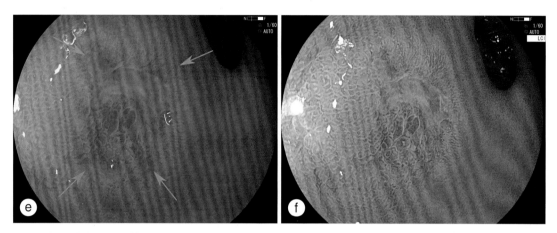

图 e 白光模式近景中等放大观察可见病变中央处腺管呈绒毛状、扩大融合，局部覆白苔，病变边界不规则似荆棘样（蓝色箭头所指为边界不清楚，似触角样伸出）。 **图 f** LCI 模式下上述病变特征表现更加清晰。

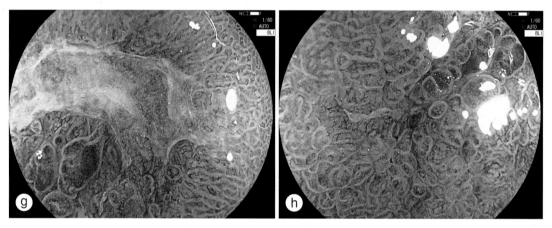

图 g、h BLI 模式高倍放大可见腺管扩大融合，大小不等，极性不一致，表面微血管形态异常。

— 病理所见 —

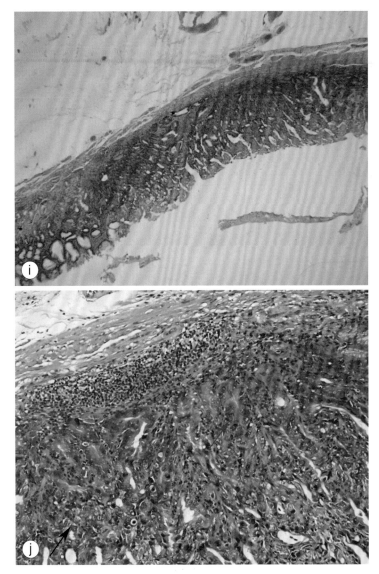

图 i、j 图 i 为低倍镜下观察腺管大体形态。 图 j 中倍镜下可见胃黏膜中分化管状腺癌，癌瘤局限于黏膜层，癌组织以管状结构为主，管腔形状、大小不一，排列拥挤，部分管腔融合（黑箭头），癌细胞呈圆形，核仁清楚，极向消失（红箭头）。

病理诊断 胃黏膜中分化管状腺癌。

（病理注释 陈光勇）

（病例提供　南京大学医学院附属鼓楼医院　石亮亮）

— 内镜所见 —

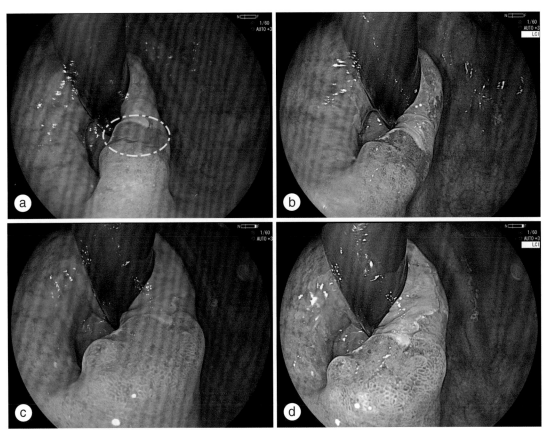

图 a～d　白光模式下倒镜可见贲门—ⅡC病灶，大小约 0.8 cm × 0.8 cm，表面发红（图 a、c）。　LCI 模式下观察，色调对比增强，病变区域更加容易辨识，范围更加清晰（图 b、d）。

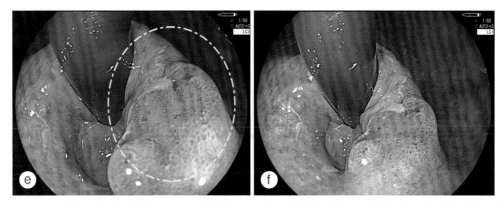

图 e、f　LCI 弱放大模式下观察，病灶边界清晰，可见不规则微结构，局部腺管结构模糊（图 e 黄色虚线内）；局部呈橘黄色（图 f）。

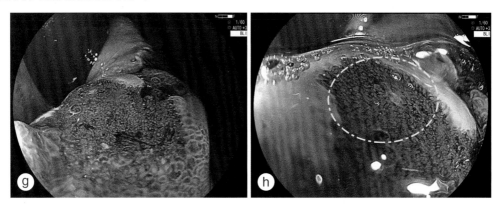

图 g、h　BLI 放大模式下观察，腺管密集，大多腺管呈不规则网格状结构，病灶中央腺体结构模糊（黄色虚线内）。

— 病理所见 —

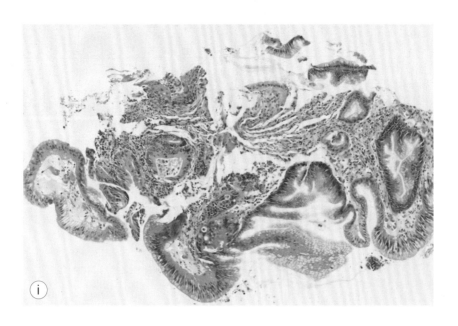

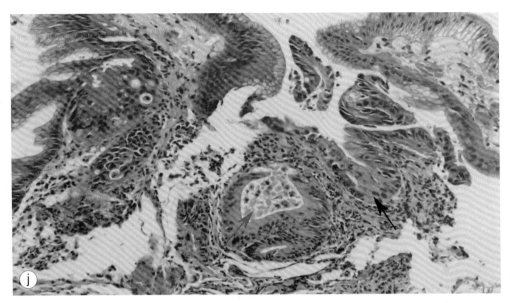

图 i、j （贲门活检组织）胃黏膜小凹上皮增生呈乳头状结构，部分被覆上皮呈假复层增生，异型性明显（黑箭头）；固有层内见不规则腺管，腺管上皮假复层增生，并见腔内坏死（红箭头）。 诊断为胃黏膜高分化管状腺癌。

病理诊断　胃黏膜高分化管状腺癌。

（病理注释：陈光勇）

（病例提供 南昌大学第一附属医院 朱振华）

— 内镜所见 —

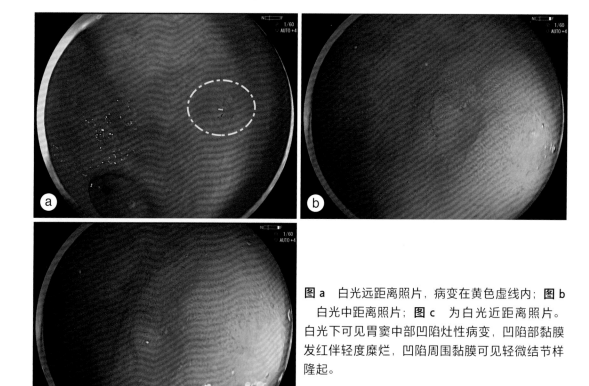

图a 白光远距离照片，病变在黄色虚线内；**图b** 白光中距离照片；**图c** 为白光近距离照片。白光下可见胃窦中部凹陷灶性病变，凹陷部黏膜发红伴轻度糜烂，凹陷周围黏膜可见轻微结节样隆起。

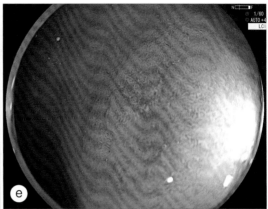

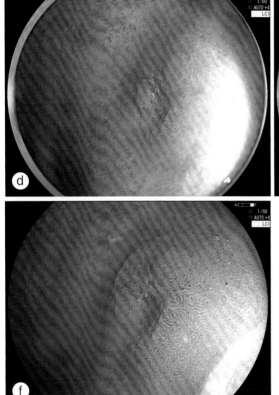

图 d　LCI 中距离照片。　图 e　LCI 近距离照片。
图 f　LCI 近距离弱放大照片。　胃窦黏膜变薄，
LCI 下可见色调对比度增强，病变区域更加容易
辨认，范围清晰。　LCI 模式下病变周围黏膜颜色
呈黄白色，病变呈紫红色。

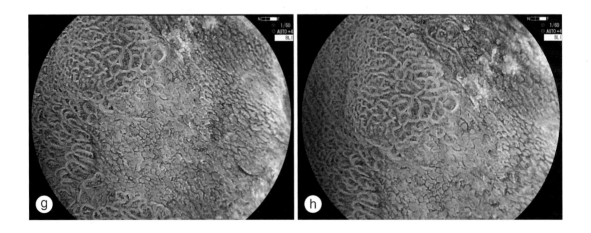

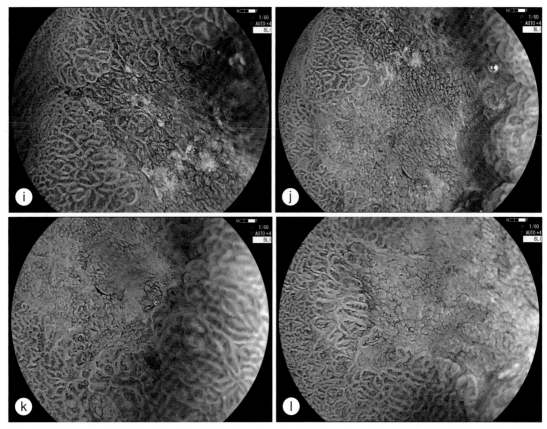

图 g~l　BLI 模式下对病变中央部及病变的边界行中倍放大观察，可见凹陷区域见腺管结构不规则，部分区域腺管结构破坏，表面结构模糊，微血管形态不规则。　周边可见肠化表面结构。

一　病理所见　一

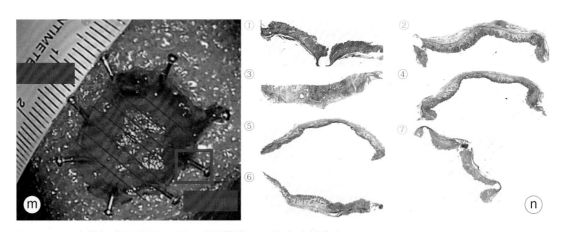

图 m　ESD 大体标本还原图。　图 n　胃黏膜 ESD 标本（低倍）。

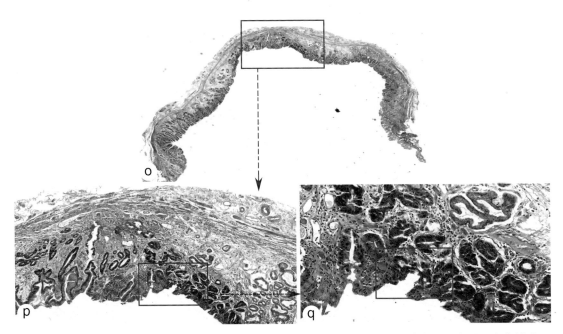

图 o～q 低倍镜下观察胃黏膜组织内肿瘤和非肿瘤区域有明显分界线（蓝色框），肉眼观察为浅表凹陷的病变（type0－Ⅱc），右侧深色病变区域是腺管构成的肿瘤性改变，高倍镜下，蓝色框内黏膜表面和腺管上皮呈假复层增生，细胞异型性明显，腺管大小形状不规则，腺管之间独立排列，因此诊断为黏膜内高分化管状腺癌（tub1）。 本例切缘干净，脉管未见癌瘤侵犯。

病理诊断 黏膜内高分化管状腺癌（tub1）。

（病理注释：陈光勇）

（病例提供　南昌大学第一附属医院　朱振华）

— 内镜所见 —

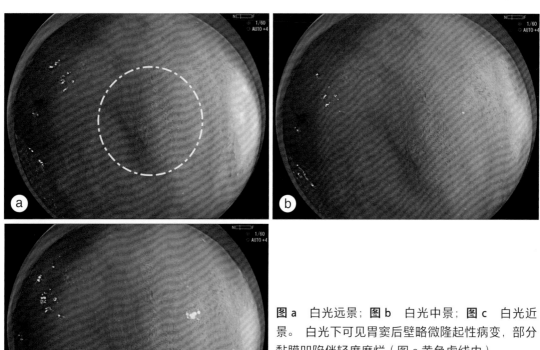

图 a　白光远景；**图 b**　白光中景；**图 c**　白光近景。　白光下可见胃窦后壁略微隆起性病变，部分黏膜凹陷伴轻度糜烂（图 a 黄色虚线内）。

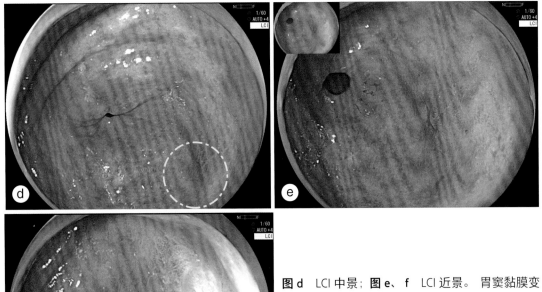

图 d LCI 中景；图 e、f LCI 近景。 胃窦黏膜变薄，为萎缩的黏膜背景。 LCI 下可见色调对比度增强，病变区域更加容易辨认，范围清晰（图 d）。 LCI 模式下病变周围黏膜颜色呈黄白色，病变呈紫红色（图 e、f）。

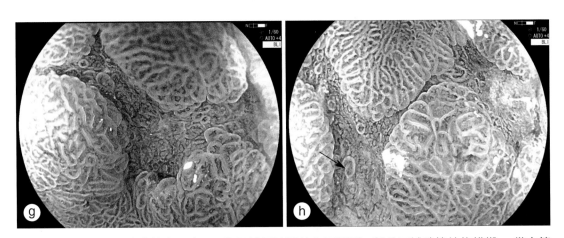

图 g、h BLI 模式下中倍放大观察，凹陷区域见腺管结构不规则，部分区域腺管结构模糊。 微血管形态不规则（图 g）。 中央凹陷处可见似乳头样（黑色箭头）隆起结构，周边隆起黏膜表面结构尚规则（图 h）。

— 病理所见 —

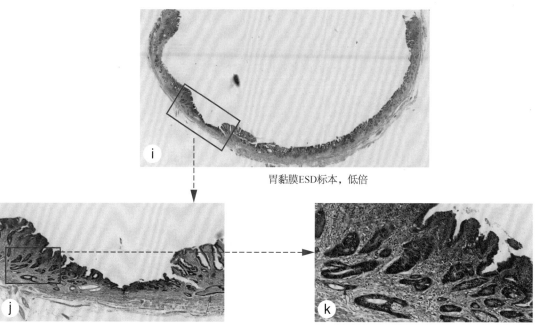

胃黏膜ESD标本，低倍

胃黏膜ESD标本，中倍

高分化腺癌累及黏膜肌层，高倍×40

图 i~k 低倍镜下病变区域呈现凹陷形态，黏膜肌层连续完整（图 j）。 肿瘤由不同形态、大小腺管构成，部分腺腔内见坏死物质（红色箭头），高倍镜下（图 k）肿瘤性腺管可见不规则分支（绿色箭头），部分腺体边缘见锐角形成（蓝色箭头），诊断为高分化管状腺癌（tub1），脉管未见癌瘤侵犯，切缘干净。

病理诊断 高分化管状腺癌（tub1），累及固有层深层，脉管未见癌瘤侵犯，切缘干净。

（病理注释：陈光勇）

（病例提供　南昌大学第一附属医院　朱振华）

一 内镜所见 一

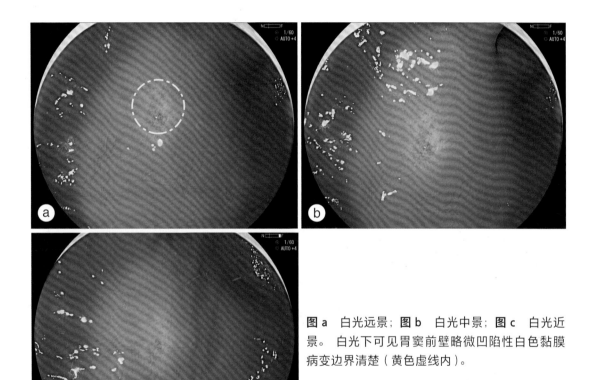

图 a　白光远景；图 b　白光中景；图 c　白光近景。　白光下可见胃窦前壁略微凹陷性白色黏膜病变边界清楚（黄色虚线内）。

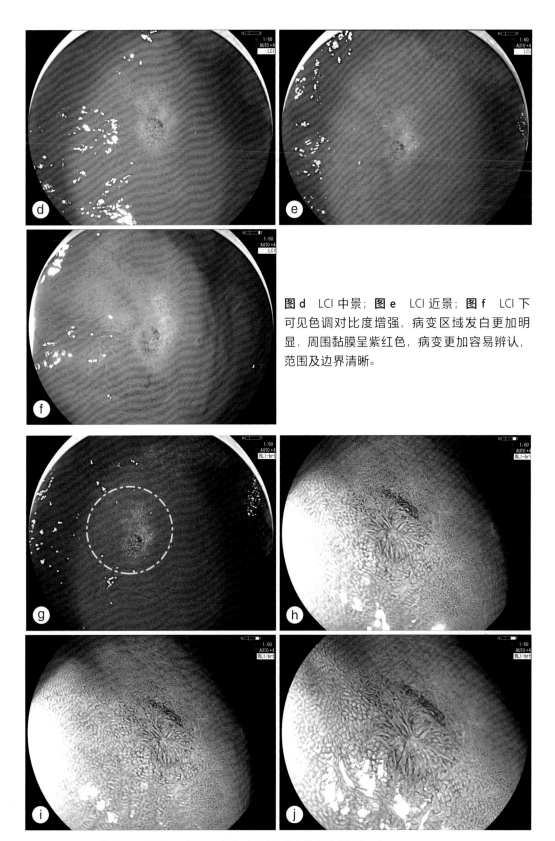

图 d　LCl 中景；图 e　LCl 近景；图 f　LCl 下可见色调对比度增强，病变区域发白更加明显，周围黏膜呈紫红色，病变更加容易辨认，范围及边界清晰。

图 g~j　BLI-brt 模式下弱放大观察可见病变边界清晰（黄色虚线所示）。

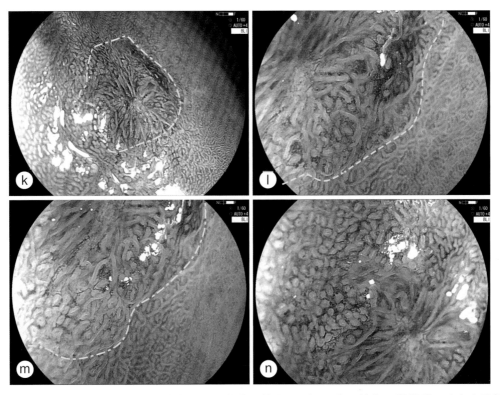

图 k～n　BLI 模式中倍放大观察，病变可见清晰边界线（图 k）。 边界外为正常黏膜，病变内腺管结构不规则，部分区域腺管结构破坏无结构，微血管形态不规则（图 l～n）。

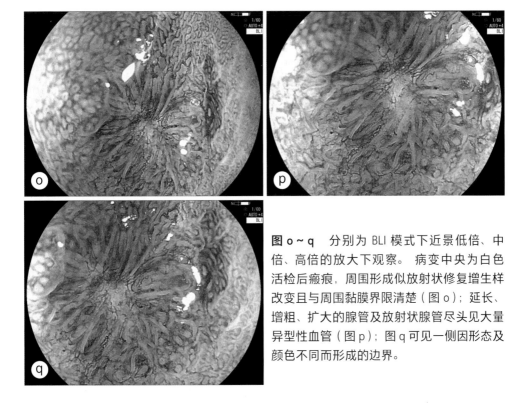

图 o～q　分别为 BLI 模式下近景低倍、中倍、高倍的放大下观察。 病变中央为白色活检后瘢痕，周围形成似放射状修复增生样改变且与周围黏膜界限清楚（图 o）；延长、增粗、扩大的腺管及放射状腺管尽头见大量异型性血管（图 p）；图 q 可见一侧因形态及颜色不同而形成的边界。

― 病理所见 ―

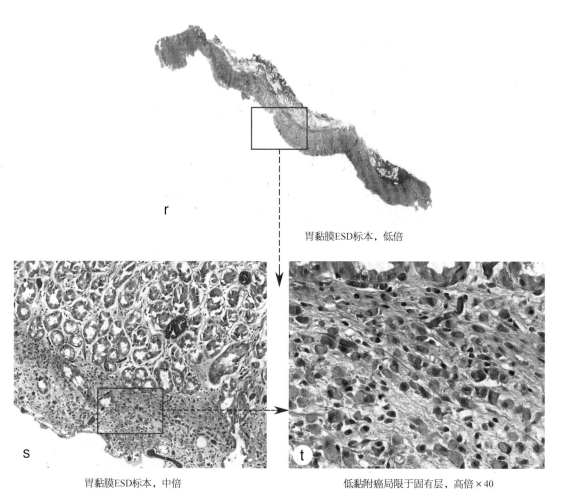

r

胃黏膜ESD标本，低倍

s

胃黏膜ESD标本，中倍

t

低黏附癌局限于固有层，高倍×40

图 r~t 胃黏膜浅层见弥漫成片的单个细胞浸润，细胞核有异型性（蓝色框放大区域），但细胞质内没有明显的黏液，这些细胞组织细胞样形态按照 WHO 标准诊断为低黏附性癌（非印戒细胞癌型），按照日本标准诊断为未分化型癌（por2），本例切缘干净，脉管未见侵犯。

病理诊断　低黏附性癌（非印戒细胞癌型），WHO 标准。　未分化型癌（por2），日本标准。

（病理注释：陈光勇）

（病例提供　南昌大学第一附属医院　朱振华）

一 内镜所见 一

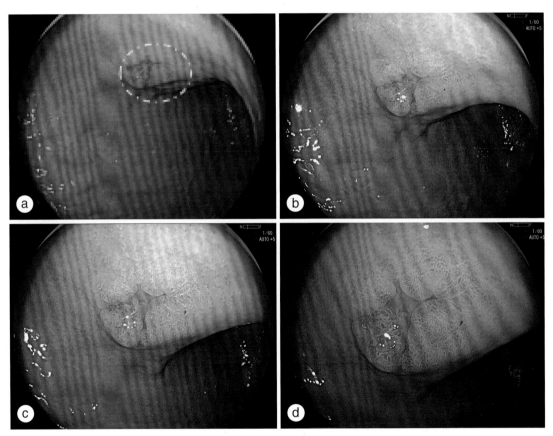

图 a　白光远景；**图 b、c**　白光中景；**图 d**　白光近景。　白光下可见胃角前壁隆起性病变，中央凹陷部黏膜发红伴轻度糜烂，凹陷周围黏膜可见轻微结节样隆起（图 a 黄色虚线内）。

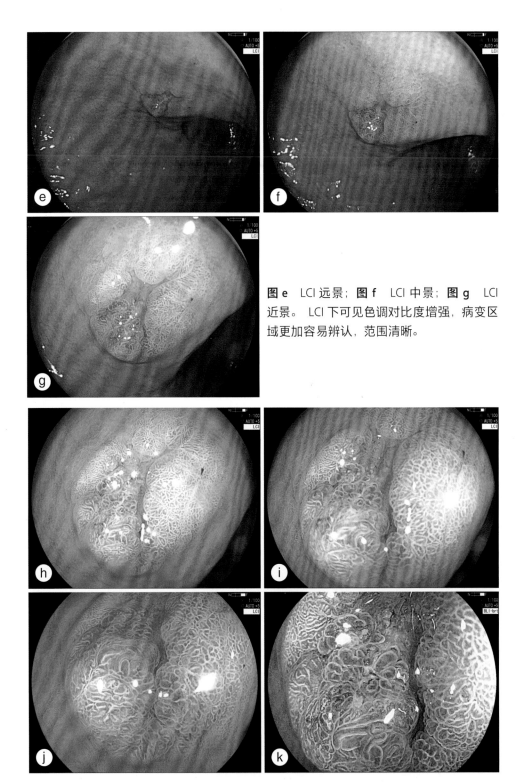

图 e LCI 远景；图 f LCI 中景；图 g LCI 近景。 LCI 下可见色调对比度增强，病变区域更加容易辨认，范围清晰。

图 h LCI 近距离低倍放大图片；图 i LCI 近距离低倍放大图片；图 j LCI 近距离中倍放大图片。 LCI 下可见色调对比度增强，病变区域更加容易辨认，范围清晰（图 h）。 在同样低倍放大下 LCI 和 BLI 模式均可见病变中央的隆起处腺管融合扩张、形态不均。 局部血管密集增多，形态各异。 LCI 下为橘黄色，BLI 下呈茶色（图 i、k）。

一 病理所见 一

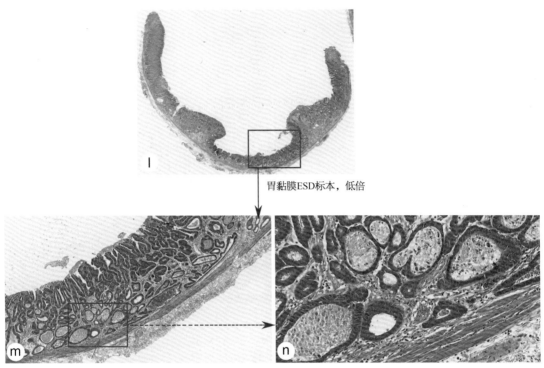

胃黏膜ESD标本，低倍

胃黏膜ESD标本，中倍

高倍×40

图l~n ESD切除黏膜组织中央见一浅表凹陷型病变（type0－Ⅱc），该病灶与周围非肿瘤性胃黏膜组织境界清楚，病变全层由肿瘤性腺管构成，腺管大小、形状不一，每个腺管轮廓清楚，腺腔内见坏死，被覆的腺管上皮呈假复层增生，细胞核多形性明显，排列不规则，肿瘤灶性累及黏膜肌层（红箭头），诊断为胃黏膜高分化管状腺癌（tub1），脉管未见侵犯，切缘干净，送检组织未见溃疡及瘢痕性改变。

病理诊断 胃黏膜高分化管状腺癌（tub1），脉管未见侵犯，切缘干净。

（病理注释：陈光勇）

（病例提供　苏州大学附属第二医院　于广秋）

一 内镜所见 一

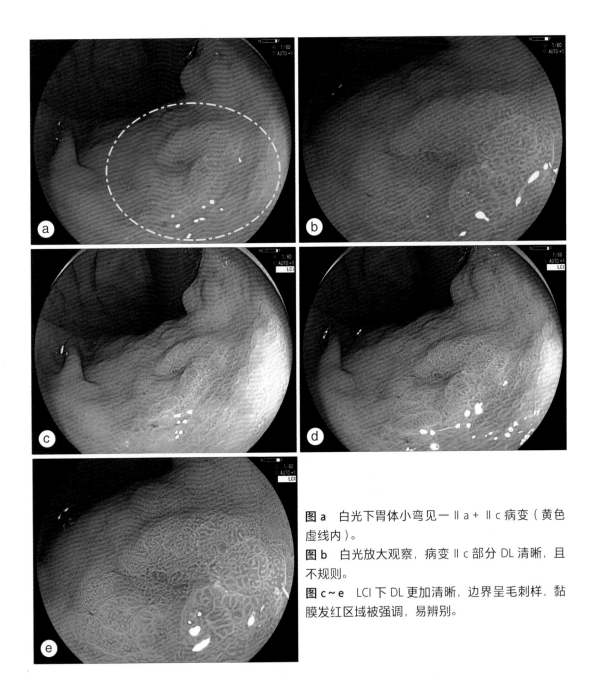

图a　白光下胃体小弯见一Ⅱa+Ⅱc病变（黄色虚线内）。

图b　白光放大观察，病变Ⅱc部分DL清晰，且不规则。

图c~e　LCI下DL更加清晰，边界呈毛刺样，黏膜发红区域被强调，易辨别。

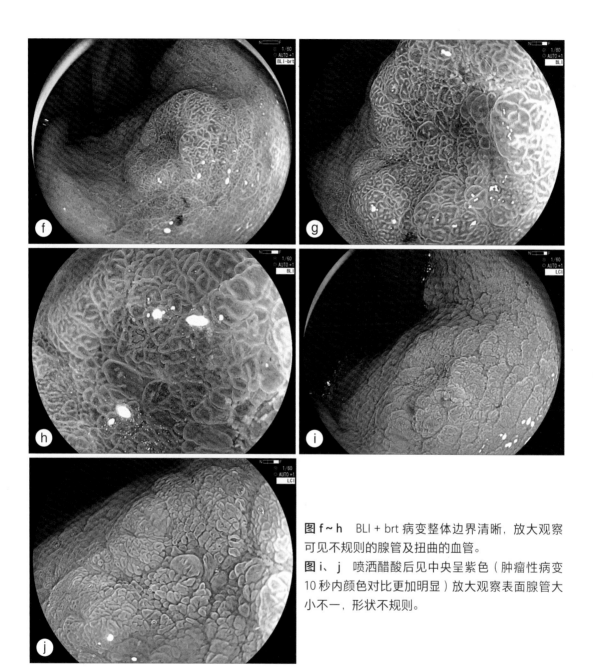

图 f~h　BLI + brt 病变整体边界清晰，放大观察可见不规则的腺管及扭曲的血管。

图 i、j　喷洒醋酸后见中央呈紫色（肿瘤性病变10秒内颜色对比更加明显）放大观察表面腺管大小不一，形状不规则。

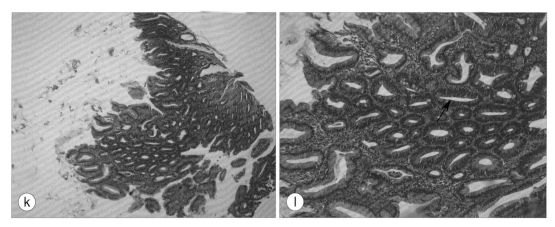

图 k、l （活检病理）图 k 为低倍镜下观察，图 l 为中高倍镜下观察。 可见胃黏膜表面呈乳头样增生，肿瘤性腺管形态、大小、排列较一致，腺管上皮假复层增生，细胞核卵圆形（黑箭头）；周围胃黏膜呈肠上皮化生（红箭头）；诊断为胃黏膜高级别异型增生（WHO 标准）/胃黏膜高分化管状腺癌（tub1，日本标准）。

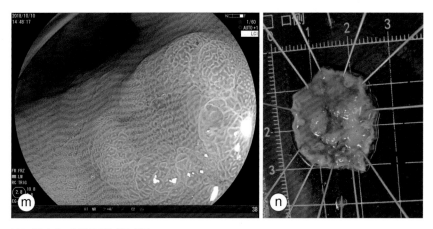

图 m、n ESD 标本与内镜图片相对照。

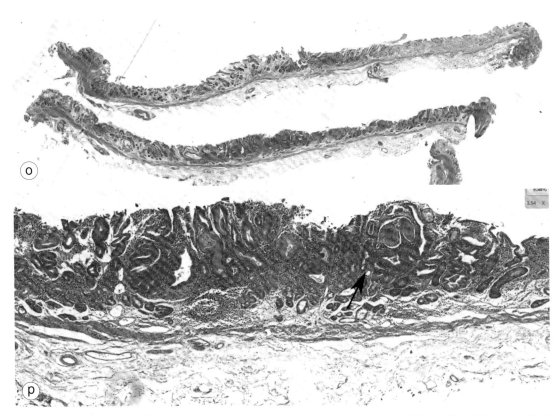

图 o、p ESD 病理，胃黏膜表面增生，黏膜固有层内腺管形态、大小，排列不规则（黑箭头），腺管上皮异型性明显，诊断为胃黏膜高分化管状腺癌，水平及垂直切缘净，无血管及淋巴管浸润，无溃疡及瘢痕性改变。

病理诊断　　胃黏膜高分化管状腺癌，水平及垂直切缘净，无血管及淋巴管浸润。

（病理注释：陈光勇）

胃窦小弯 0 - Ⅱa 型病变

（病例提供　苏州大学附属第二医院　于广秋）

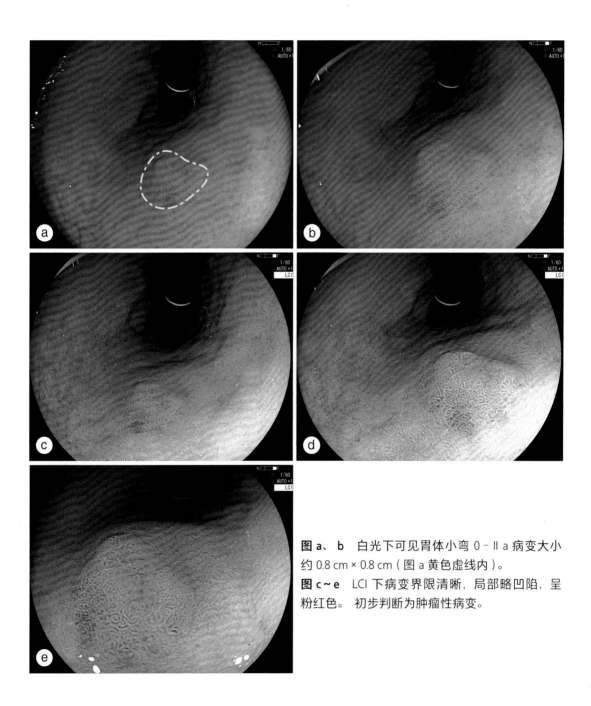

图 a、b　白光下可见胃体小弯 0 - Ⅱa 病变大小约 0.8 cm × 0.8 cm（图 a 黄色虚线内）。

图 c ~ e　LCI 下病变界限清晰，局部略凹陷，呈粉红色。　初步判断为肿瘤性病变。

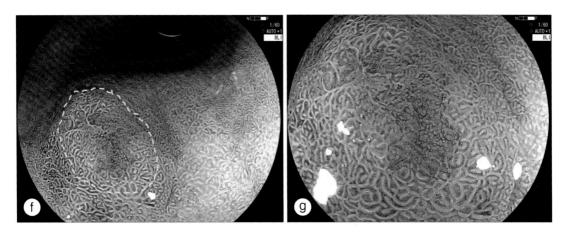

图 f BLI + brt 见界限清晰（黄色虚线所示）。 **图 g** 放大观察，微血管呈不规则网格状（红色虚线所示）。

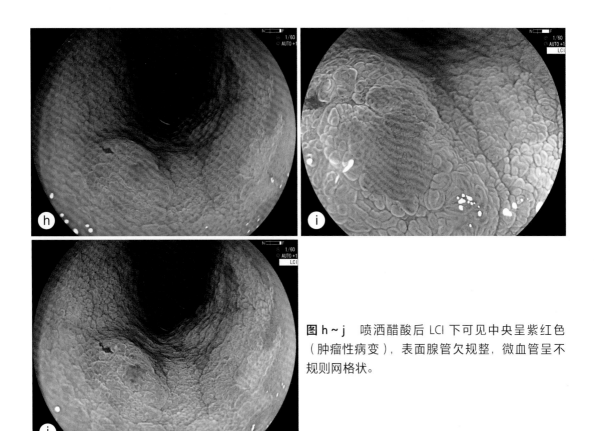

图 h ~ j 喷洒醋酸后 LCI 下可见中央呈紫红色（肿瘤性病变），表面腺管欠规整，微血管呈不规则网格状。

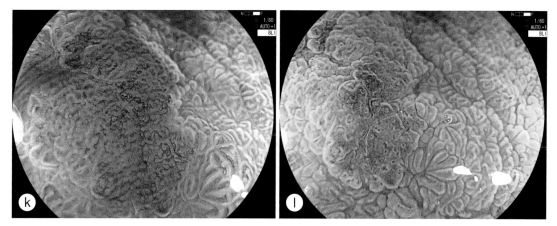

图 k、l 喷洒醋酸后 BLI 下可见病变边界清晰，放大观察可见不规则网格血管。 喷洒醋酸后见腺管融合，呈磨玻璃状。

— 病理所见 —

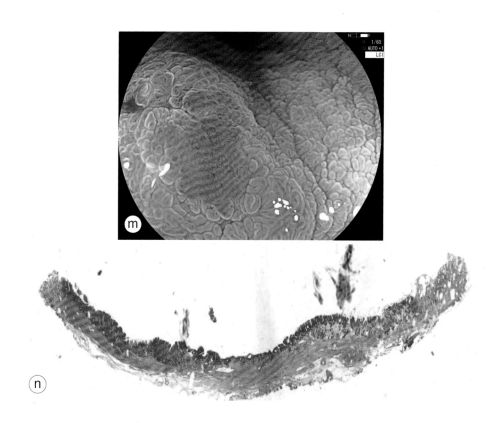

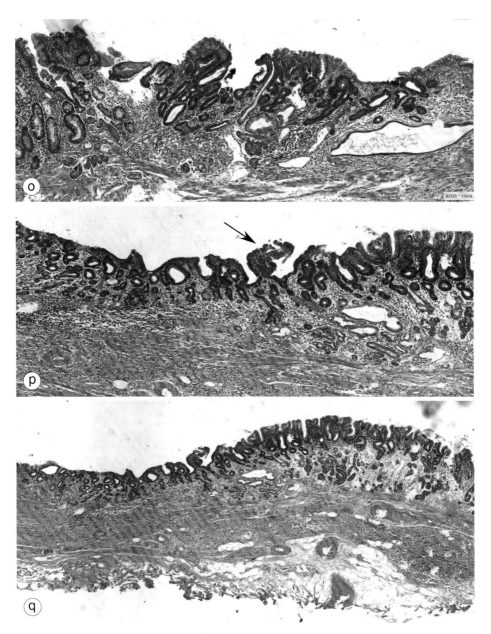

图 m~q ESD 病理，胃黏膜表面呈乳头样增生（黑箭头）、表面不平滑，黏膜固有层内腺管形态、大小，排列不规则（红箭头），腺管上皮异型性明显，诊断为胃黏膜高分化管状腺癌，水平及垂直切缘净，无血管及淋巴管浸润，无溃疡及瘢痕性改变。

病理诊断 胃黏膜高分化管状腺癌，水平及垂直切缘净，无血管及淋巴管浸润。

（病理注释：陈光勇）

一　内镜所见　一

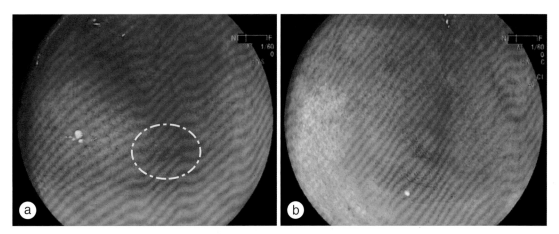

图 a、b　白光下可见萎缩背景黏膜，大弯侧黏膜发红，中央稍凹陷（图 a 黄色虚线内）；LCI 模式观察（图 b），可见病变更加明显。　胃内病变特别注意观察背景黏膜是否有萎缩及 Hp 感染情况，在萎缩背景下注意黏膜发红。　LCI 模式可以更加明显凸显发红病变边界及微血管，癌性病变往往呈红黄或者紫黄色改变。　结合 BLI 放大模式，观察病变腺管及微血管，若 DL（ + ），MV 或/和 MS 不规则、缺失，均可判断为癌性病变。

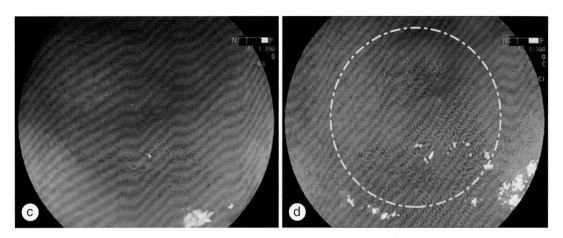

图 c、d　白光及 LCI 模式近景弱放大观察，可见病变凹陷处黏膜色泽呈黄色改变，腺管排列不规则，病变边界清晰（黄色虚线内）。

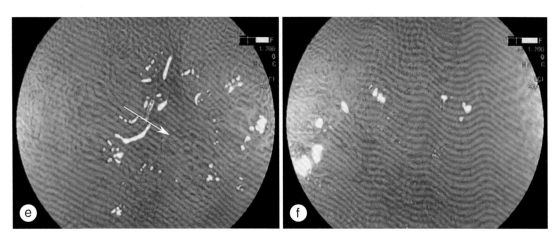

图 e、f LCI 模式放大观察，可见微血管扩张，排列不规则，腺管排列不规则（白色箭头所示）。

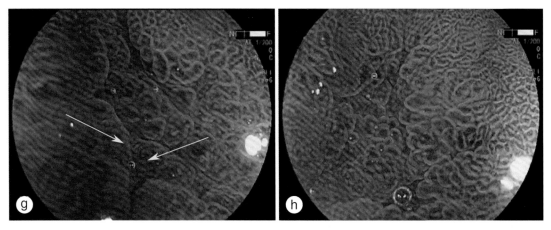

图 g、h BLI 模式放大观察，可见腺管大小不一，排列不规则；微血管扩张、扭曲（黄色箭头所示）。

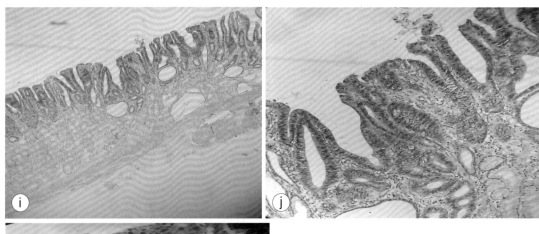

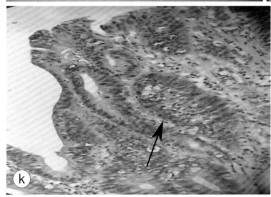

图 i~k 胃黏膜内肿瘤境界清楚，主要由腺管构成，腺管被覆上皮异型性明显（黑箭头），诊断为胃黏膜内高分化管状腺癌，水平及垂直切缘净，无血管及淋巴管浸润，无溃疡及瘢痕性改变。

病理诊断　胃黏膜内高分化管状腺癌，水平及垂直切缘净，无血管及淋巴管浸润。

（病理注释：陈光勇）

（病例提供　哈尔滨医科大学附属第二医院　赵磊）

内镜所见

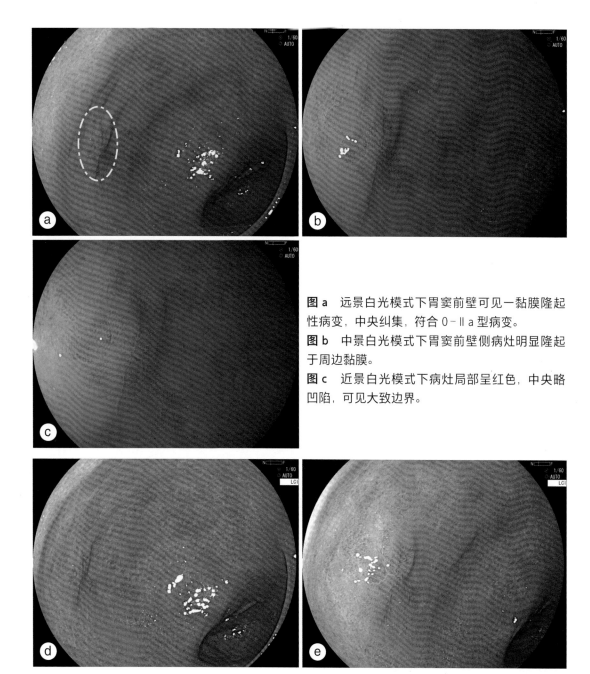

图a　远景白光模式下胃窦前壁可见一黏膜隆起性病变，中央纠集，符合 0-Ⅱa 型病变。

图b　中景白光模式下胃窦前壁侧病灶明显隆起于周边黏膜。

图c　近景白光模式下病灶局部呈红色，中央略凹陷，可见大致边界。

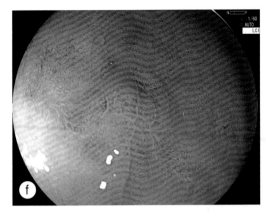

图 d 远景 LCI 模式下胃窦黏膜发白背景，局部片状发红，胃窦前壁侧病灶呈紫红色。

图 e 中景 LCI 模式下病灶边界不清楚，病灶粉红色突出于周边黏膜色调。

图 f 近景 LCI 模式下病灶红、粉相间，大致腺体结构粗大。

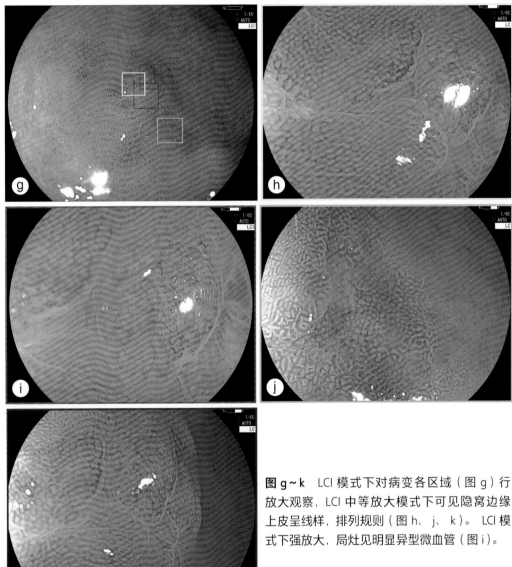

图 g~k LCI 模式下对病变各区域（图 g）行放大观察，LCI 中等放大模式下可见隐窝边缘上皮呈线样，排列规则（图 h、j、k）。LCI 模式下强放大，局灶见明显异型微血管（图 i）。

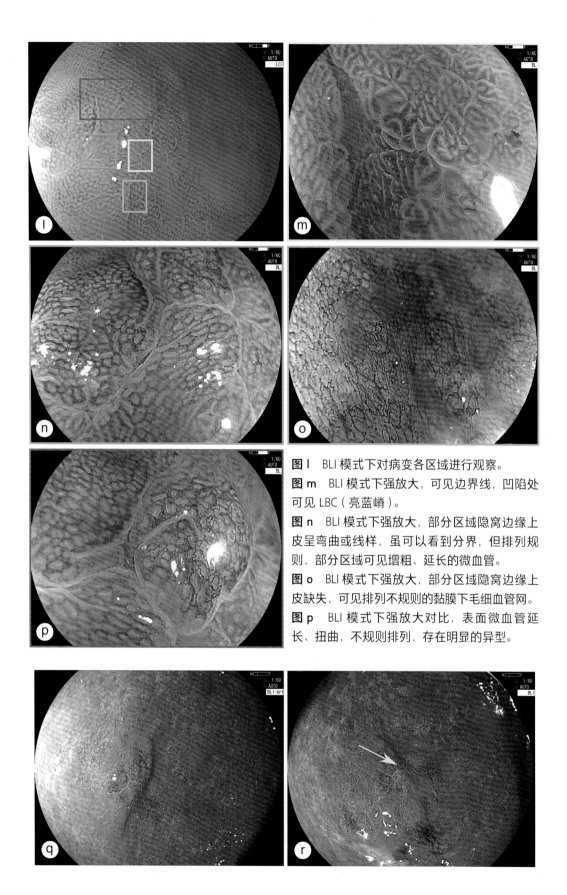

图 l　BLI 模式下对病变各区域进行观察。

图 m　BLI 模式下强放大，可见边界线，凹陷处可见 LBC（亮蓝嵴）。

图 n　BLI 模式下强放大，部分区域隐窝边缘上皮呈弯曲或线样，虽可以看到分界，但排列规则，部分区域可见增粗、延长的微血管。

图 o　BLI 模式下强放大，部分区域隐窝边缘上皮缺失，可见排列不规则的黏膜下毛细血管网。

图 p　BLI 模式下强放大对比，表面微血管延长、扭曲，不规则排列，存在明显的异型。

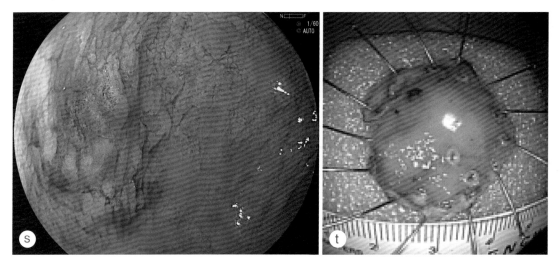

图 q　BLI-brt 模式下胃窦前壁侧病灶局部呈深褐色，边界不清晰。

图 r　BLI 模式下隆起性病灶色调较均匀，局部褐色（黄色箭头所示）。

图 s　靛胭脂喷洒病灶区域不均匀着色。

图 t　ESD 切除后标本。

— 病理所见 —

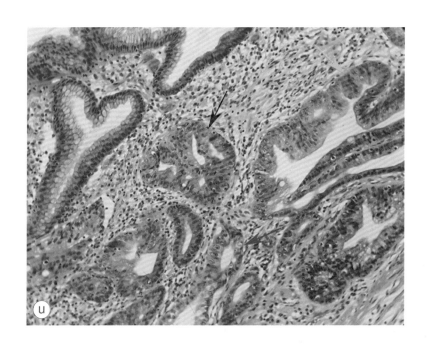

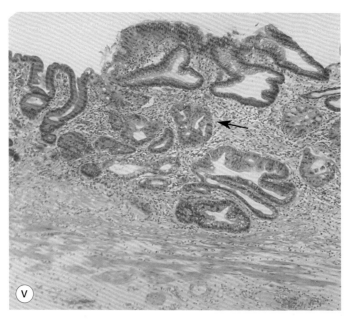

图 u、v （胃窦）胃黏膜固有层内肿瘤性腺管大小不一，部分腺管呈筛状结构（黑箭头），被覆腺管上皮呈乳头状增生（绿箭头），细胞异型性明显，细胞核呈圆形（红箭头），诊断为胃黏膜内中分化管状腺癌，水平及垂直切缘净，无血管及淋巴管浸润，无溃疡及瘢痕性改变。

病理诊断　　胃黏膜内中分化管状腺癌，水平及垂直切缘净，无血管及淋巴管浸润。

（病理注释：陈光勇）

（病例提供　哈尔滨医科大学附属第二医院　赵磊）

— 内镜所见 —

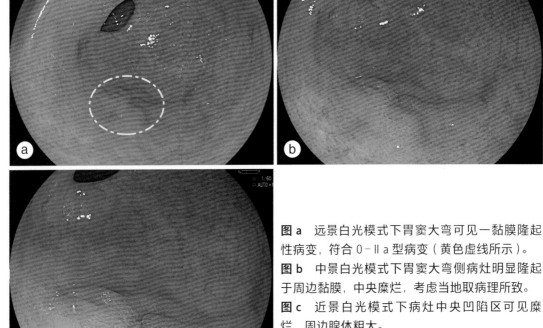

图 a　远景白光模式下胃窦大弯可见一黏膜隆起性病变，符合 0-Ⅱa 型病变（黄色虚线所示）。

图 b　中景白光模式下胃窦大弯侧病灶明显隆起于周边黏膜，中央糜烂，考虑当地取病理所致。

图 c　近景白光模式下病灶中央凹陷区可见糜烂，周边腺体粗大。

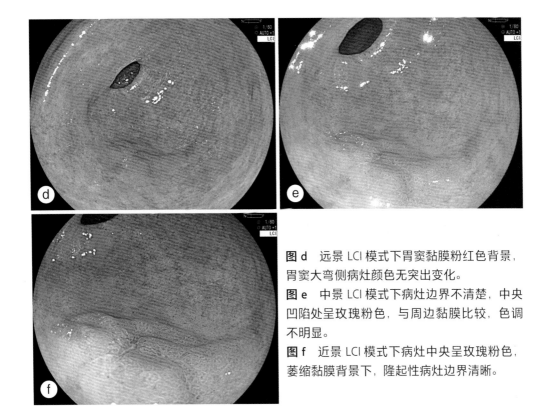

图 d　远景 LCI 模式下胃窦黏膜粉红色背景，胃窦大弯侧病灶颜色无突出变化。

图 e　中景 LCI 模式下病灶边界不清楚，中央凹陷处呈玫瑰粉色，与周边黏膜比较，色调不明显。

图 f　近景 LCI 模式下病灶中央呈玫瑰粉色，萎缩黏膜背景下，隆起性病灶边界清晰。

　　该例胃窦大弯 0-Ⅱa 型病变，由于 WOS 的存在，无法观察到微血管构造，可判断为模糊。部分区域隐窝边缘上皮排列稀疏，与周边界限明显，极性改变，可记为不规则。

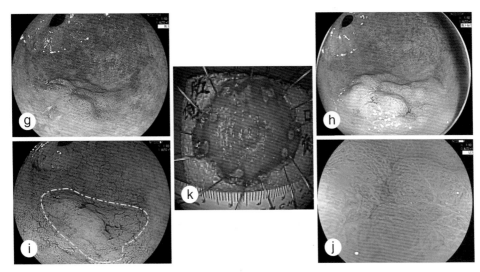

图 g　BLI-brt 模式下胃窦大弯侧病灶边界清晰。

图 h　中景 BLI 模式下隆起性病灶可见绒毛样腺体结构排列紊乱。

图 i　靛胭脂喷洒病灶区域不均匀着色，可勾勒出病灶范围（黄色虚线内）。

图 j　LCI 模式下中度放大 MCE（隐窝边缘上皮）呈弯曲或线样，排列不规则。

图 k　ESD 标本。

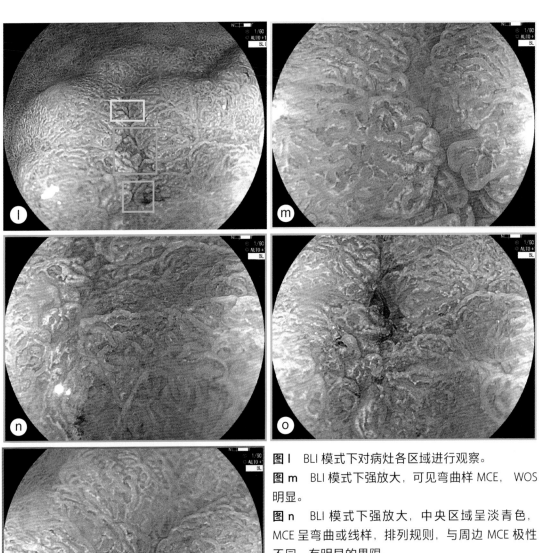

图 l   BLI 模式下对病灶各区域进行观察。

图 m   BLI 模式下强放大，可见弯曲样 MCE， WOS 明显。

图 n   BLI 模式下强放大，中央区域呈淡青色，MCE 呈弯曲或线样，排列规则，与周边 MCE 极性不同，有明显的界限。

图 o   BLI 模式下强放大，表面微结构 DL 线明显，中央区域 MCE 排列稀疏，不规则，微血管显现不清。

图 p   BLI 模式下强放大可见 WOS（白色不透光物质），微血管显示不清，部分区域可见增粗的微血管。

病理所见

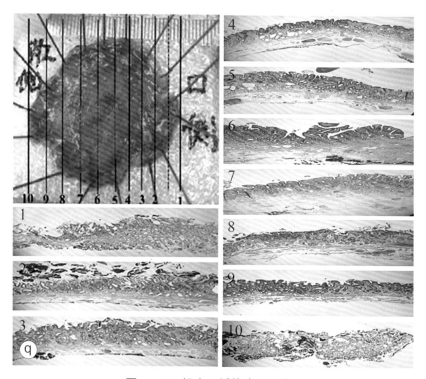

图 q ESD 标本及低倍病理图片。

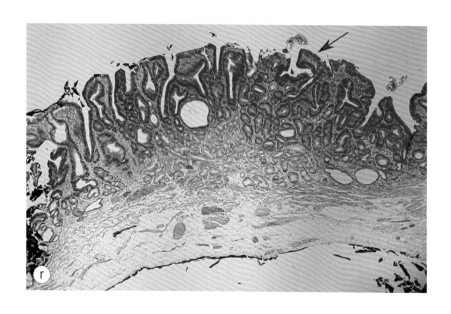

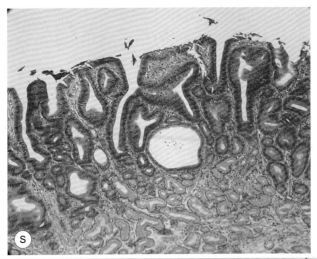

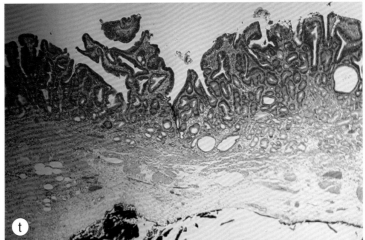

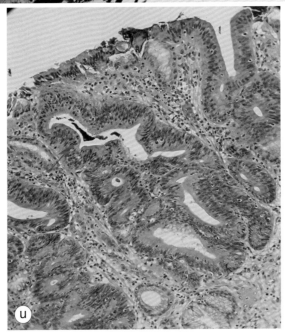

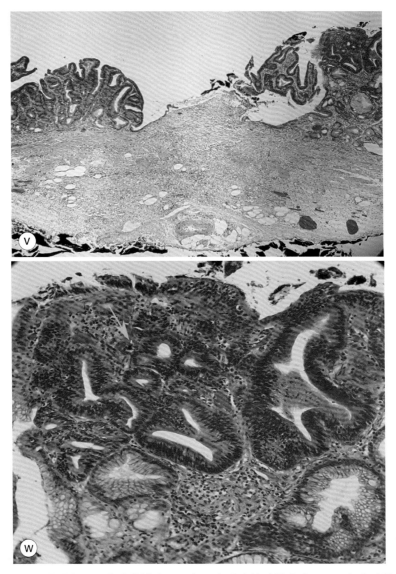

图 r～w （胃窦）胃黏膜表面呈乳头状增生，固有层内肿瘤性腺管大小不一，部分腺管背靠背（黑箭头），被覆腺管上皮呈乳头状增生（绿箭头），细胞异型性明显（红箭头），诊断为胃黏膜分化型腺癌（高分化管状腺癌 > 中分化管状腺癌），水平及垂直切缘净，无血管及淋巴管浸润；其中一张切片内见小溃疡灶及瘢痕性改变，考虑为术前活检造成的改变。

    病理诊断   胃黏膜分化型腺癌（高分化管状腺癌 > 中分化管状腺癌），水平及垂直切缘净，无血管及淋巴管浸润。

（病理注释：陈光勇）

（病例提供　哈尔滨医科大学附属第二医院　赵磊）

— 内镜所见 —

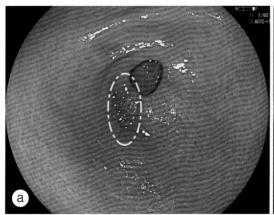
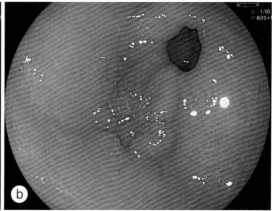
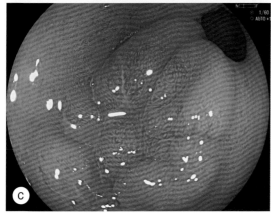

图 a　远景白光模式下胃窦大弯近幽门处可见一凹陷性病变。

图 b　中景白光模式下可见一明显的凹陷型病灶，周边黏膜纠集。

图 c　近景白光模式下凹陷区域非糜烂，可见明显的表面微结构，与周边黏膜界限清晰。

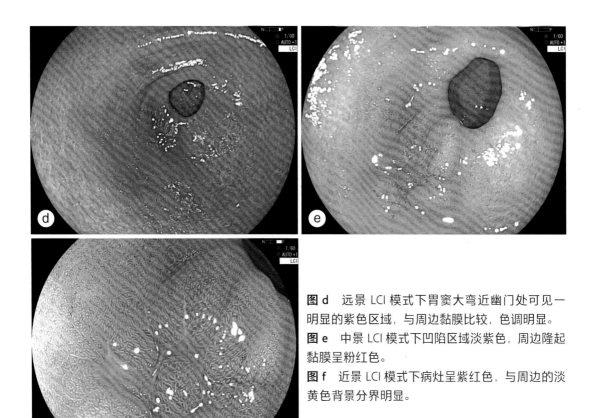

图 d 远景 LCI 模式下胃窦大弯近幽门处可见一明显的紫色区域，与周边黏膜比较，色调明显。

图 e 中景 LCI 模式下凹陷区域淡紫色，周边隆起黏膜呈粉红色。

图 f 近景 LCI 模式下病灶呈紫红色，与周边的淡黄色背景分界明显。

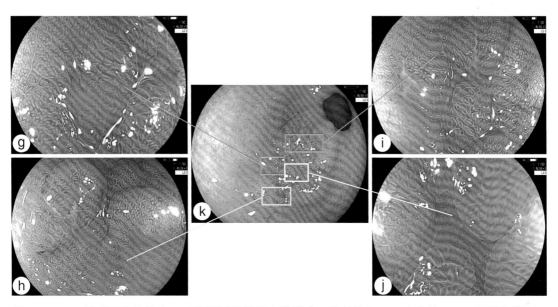

图 g～k LCI 模式下中倍放大，凹陷区域及其周边黏膜表面微结构仍可见弯曲的 MCE，呈簇状排列，排列不规则（图 g），与病变周围黏膜界限清楚（图 h）。 LCI 模式下强放大，中央处 MCE 缺失（图 j）。

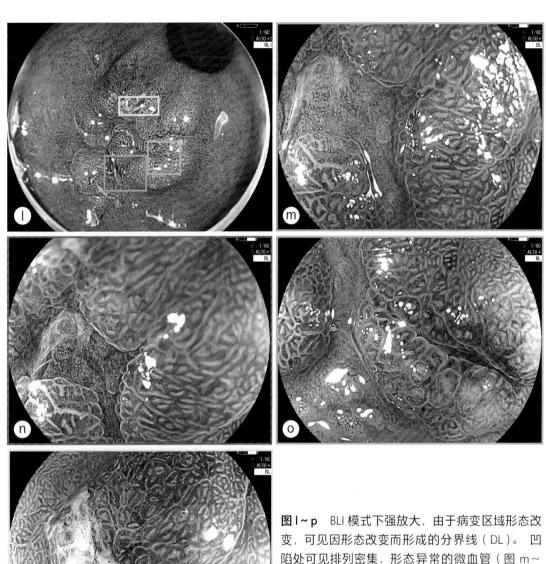

图 l~p　BLI 模式下强放大，由于病变区域形态改变，可见因形态改变而形成的分界线（DL）。凹陷处可见排列密集、形态异常的微血管（图 m~o）。BLI 模式下强放大，凹陷边缘腺体呈胃炎样外观（图 p）。

— 病理所见 —

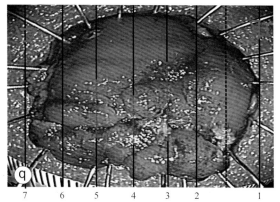

图 q ESD 标本病理复原图。

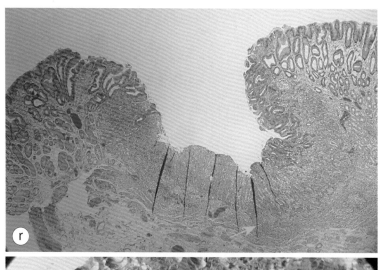

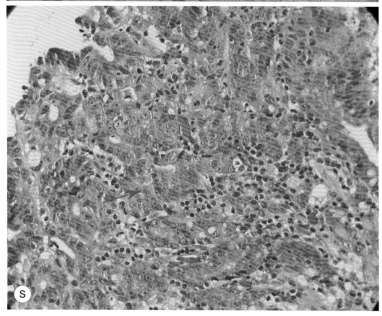

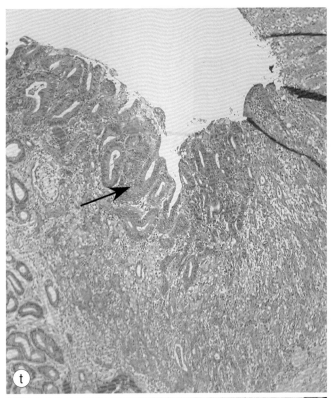

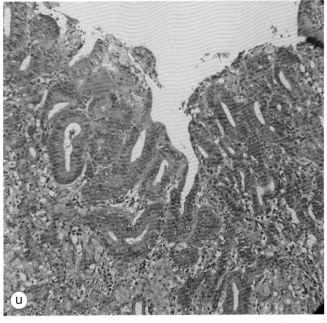

图 q~u　（胃窦）胃黏膜表面及固有层浅层部分区域肿瘤性腺管大小、形态不一，为高分化管状腺癌区域（黑箭头）；固有层深层腺管融合，细胞异型性明显（红箭头），为中分化管状腺癌区域，灶性浸润黏膜肌层（绿箭头）；诊断为胃黏膜分化型腺癌（中分化管状腺癌 > 高分化管状腺癌），灶性累及但未穿透黏膜肌层，水平及垂直切缘净，无血管及淋巴管浸润。

病理诊断　胃黏膜分化型腺癌（中分化管状腺癌 > 高分化管状腺癌），灶性累及但未穿透黏膜肌层，水平及垂直切缘净，无血管及淋巴管浸润。

（病理注释：陈光勇）

Case 21 | 胃窦小弯 0-Ⅱa+Ⅱc 型病变

（病例提供　哈尔滨医科大学附属第二医院　赵磊）

─ 内镜所见 ─

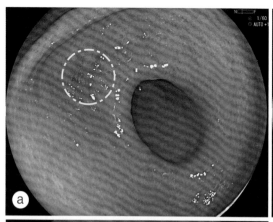

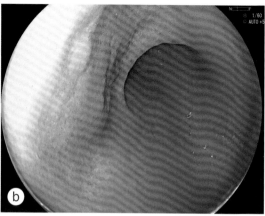

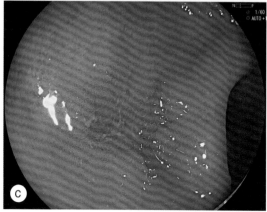

图 a　远景白光模式下胃窦前壁可见一平坦隆起型病变，中央凹陷，有糜烂。符合 0-Ⅱa+Ⅱc型病变。

图 b　中景白光模式下病灶呈"花瓣状"，中央凹陷明显，与周边正常黏膜色泽对比不明显。

图 c　近景白光模式下病灶中央凹陷区见糜烂，周边腺体排列紧密。

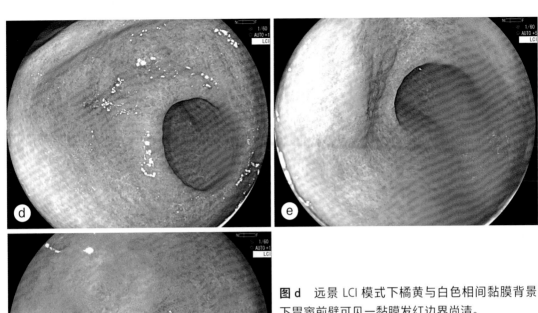

图 d 远景 LCI 模式下橘黄与白色相间黏膜背景下胃窦前壁可见一黏膜发红边界尚清。

图 e 中景 LCI 模式下病灶中央凹陷处呈桃红色，周边平坦隆起区域呈橘黄色，边界清晰。

图 f 近景 LCI 模式下病灶中央及部分边缘呈桃红色，萎缩黏膜背景下配合形态变化边界清晰。

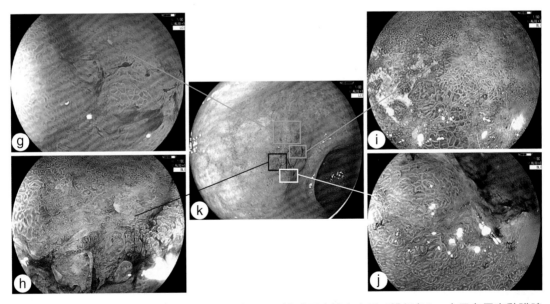

图 g~k 病灶黏膜有自发性出血（图 g、h）。 LCI 模式下病灶中央呈 "桃红色"，由于在胃窦黏膜腺体萎缩的背景下，色调强化可清楚地判断出病变的边界线（图 k）。 边界线内腺体形态不规则、有融合现象，部分腺体表面结构模糊（图 h、i）。 周边腺体形状、大小不一，排列尚规则（图 j）。 以上5幅图中，微血管模糊，形态结构辨认不清。

病理所见

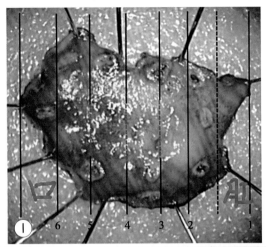

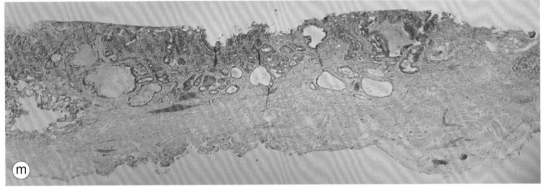

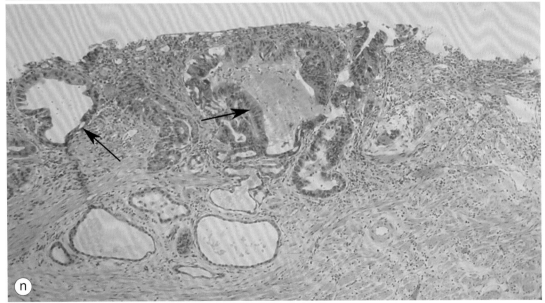

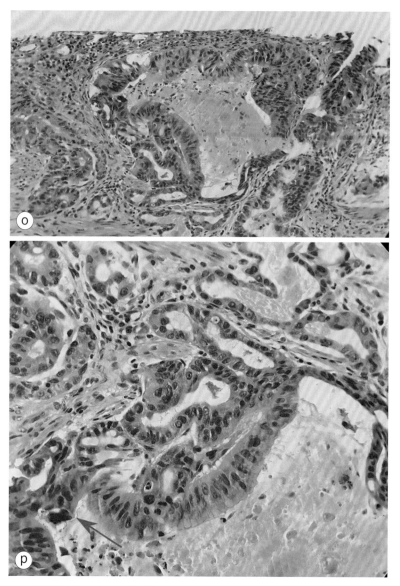

图 l~p （胃窦）胃黏膜固有层肿瘤性腺管大小、形态不一，部分腺管扩张（黑箭头），部分腺管融合，腺管上皮异型性明显（红箭头），浸润黏膜肌层（绿箭头）。

病理诊断　　胃黏膜分化型腺癌（高分化管状腺癌 > 中分化管状腺癌），灶性累及但未穿透黏膜肌层，水平及垂直切缘净，无血管及淋巴管浸润。

（病理注释：陈光勇）

（病例提供　哈尔滨医科大学附属第二医院　赵磊）

― 内镜所见 ―

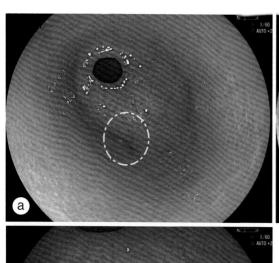

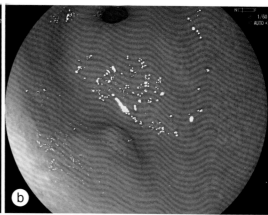

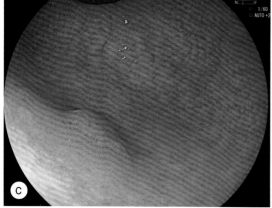

图 a　远景白光模式下，胃窦大弯侧可见一黏膜隆起，符合 0-Ⅰs 型。

图 b　中景白光模式下，胃窦大弯侧可见一明显的息肉样隆起。

图 c　近景白光模式下，病灶表面可见明显的腺体结构。

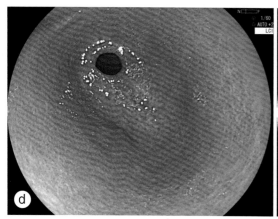

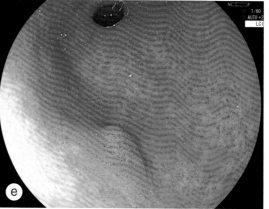

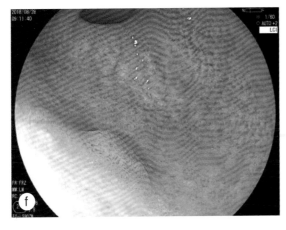

图 d 远景 LCI 模式下，胃窦四壁散在橘红色炎症背景，胃窦大弯侧病灶色调不明显。

图 e 中景 LCI 模式下，胃窦病变呈粉红色，界限不明显。

图 f 近景 LCI 模式下，病灶呈粉红色，中央区域呈淡黄色。在橘黄与白色花斑样背景下，界限清晰。

此病例为 0-Ⅰs 型病变，部分区域可见表面微血管异型，表面微结构虽有异型性，但大部分表现延长的线状或弯曲状的 MCE，排列规则，考虑胃腺瘤恶变的可能。

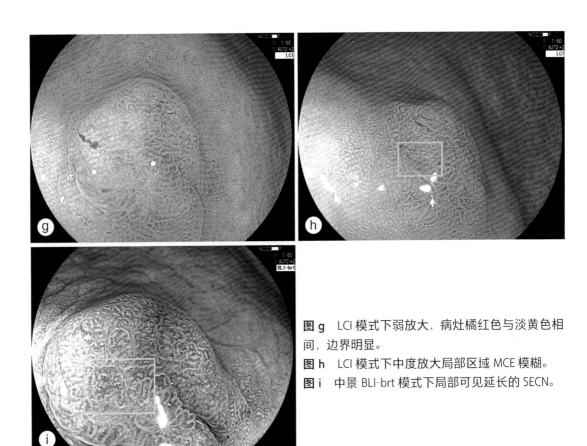

图 g LCI 模式下弱放大，病灶橘红色与淡黄色相间，边界明显。

图 h LCI 模式下中度放大局部区域 MCE 模糊。

图 i 中景 BLI-brt 模式下局部可见延长的 SECN。

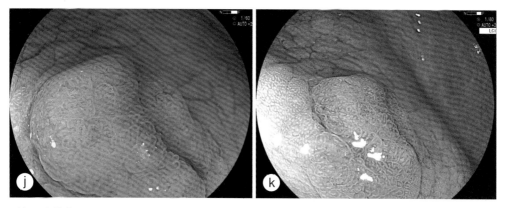

图 j　靛胭脂染色后 WLI 模式下中度放大，MCE 大部分呈弯曲状，且排列稀疏，尚规则。

图 k　靛胭脂喷洒后 LCI 模式下局部微血管密集处呈现紫色，微血管稀疏处呈橘黄色。

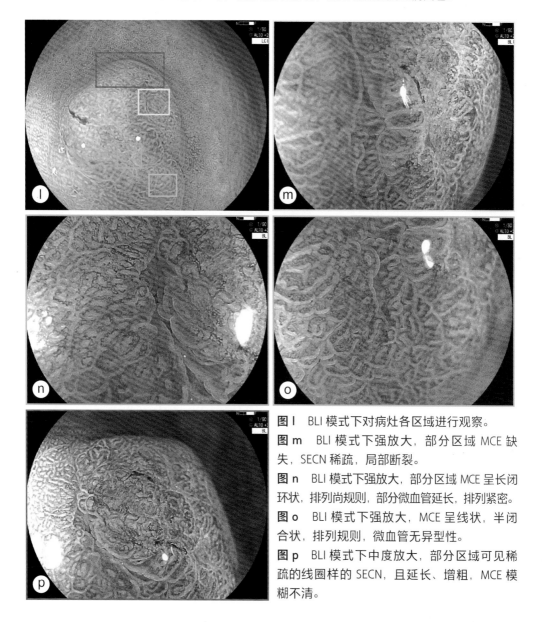

图 l　BLI 模式下对病灶各区域进行观察。

图 m　BLI 模式下强放大，部分区域 MCE 缺失，SECN 稀疏，局部断裂。

图 n　BLI 模式下强放大，部分区域 MCE 呈长闭环状，排列尚规则，部分微血管延长，排列紧密。

图 o　BLI 模式下强放大，MCE 呈线状，半闭合状，排列规则，微血管无异型性。

图 p　BLI 模式下中度放大，部分区域可见稀疏的线圈样的 SECN，且延长、增粗，MCE 模糊不清。

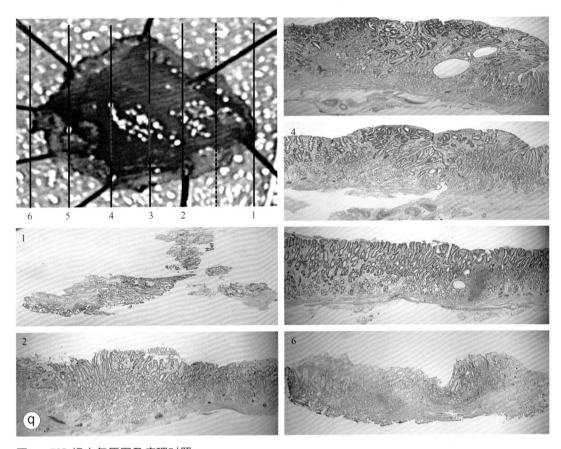

图 q ESD 标本复原图及病理对照。

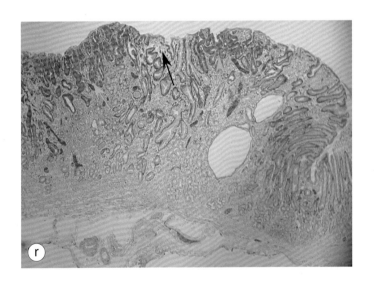

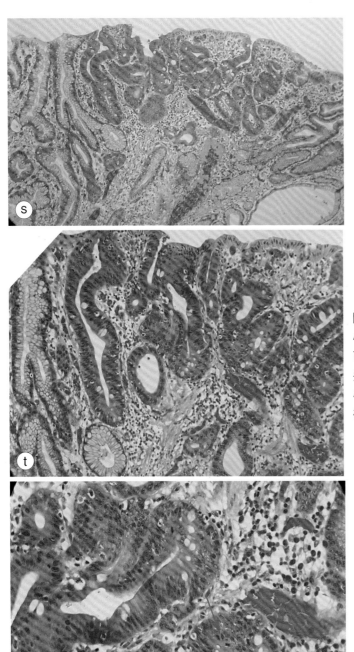

图 r~u （胃窦）胃幽门腺黏膜组织小凹上皮增生（黑箭头）的基础上，可见境界清楚的肿瘤性病变（绿箭头），肿瘤由腺管结构构成，腺管大小、形态不一，部分腺管融合，腺管被覆上皮呈假复层增生，异型性明显（红箭头）。

病理诊断　　胃黏膜分化型腺癌（高分化管状腺癌 > 中分化管状腺癌），水平及垂直切缘净，无血管及淋巴管浸润。

（病理注释：陈光勇）

（病例提供　哈尔滨医科大学附属第二医院　马骁）

— 内镜所见 —

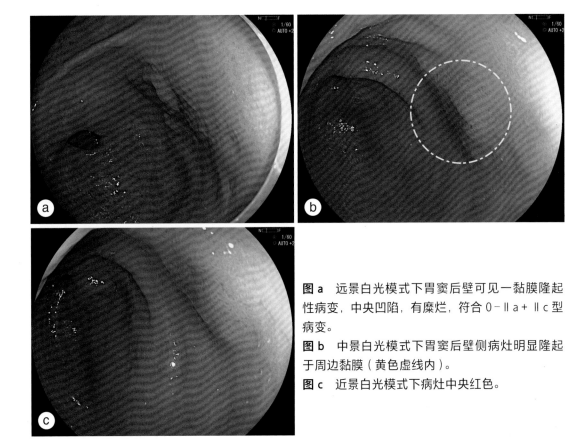

图a　远景白光模式下胃窦后壁可见一黏膜隆起性病变，中央凹陷，有糜烂，符合 0-Ⅱa+Ⅱc型病变。

图b　中景白光模式下胃窦后壁侧病灶明显隆起于周边黏膜（黄色虚线内）。

图c　近景白光模式下病灶中央红色。

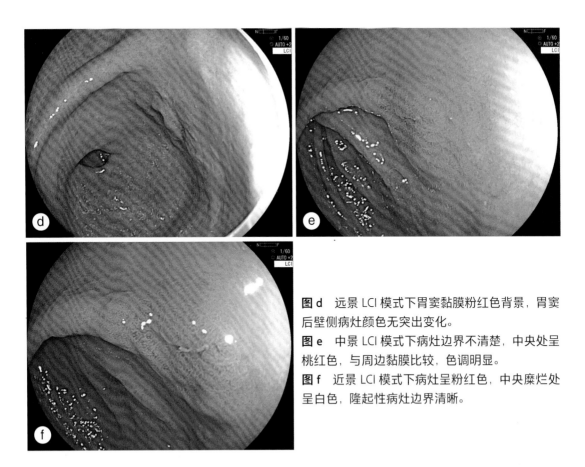

图 d 远景 LCI 模式下胃窦黏膜粉红色背景，胃窦后壁侧病灶颜色无突出变化。

图 e 中景 LCI 模式下病灶边界不清楚，中央处呈桃红色，与周边黏膜比较，色调明显。

图 f 近景 LCI 模式下病灶呈粉红色，中央糜烂处呈白色，隆起性病灶边界清晰。

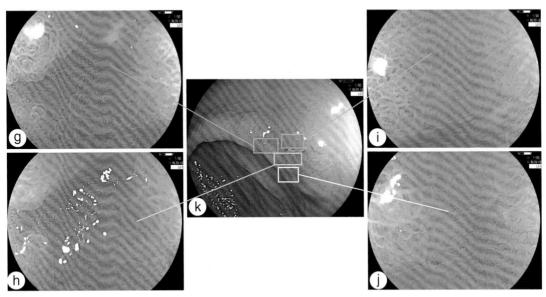

图 g~k LCI 强放大模式下病灶中央小弯侧腺管致密，大致形态呈网格状但可见局部腺管形态、排列不规则（图 g）。 后壁侧凹陷处腺管呈绒毛状形态不规则有融合现象。 血管形态呈高异型性，在腺管融合模糊的区域内微血管的形态、排列、极性、管径大小及走行均不一致（图 j）。 而凹陷周围黏膜表面腺管也有扩大、形态不规则改变（图 h、i）。

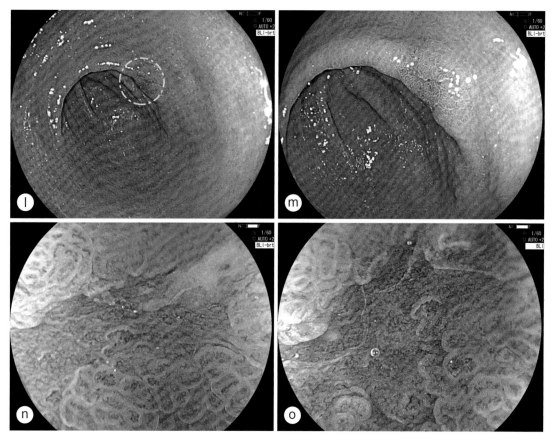

图l~o 近景 BLI-brt 模式下隆起性病灶凹陷处呈深褐色（图 l 黄色虚线内）。 BLI 模式下强放大下可见病变凹陷处（图 n、o）MCE 形体模糊，局部可见腺管融合，微血管延长，致密，形态、走行不规则。

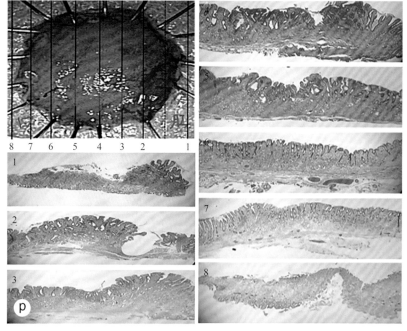

图 p ESD 标本病理复原图。

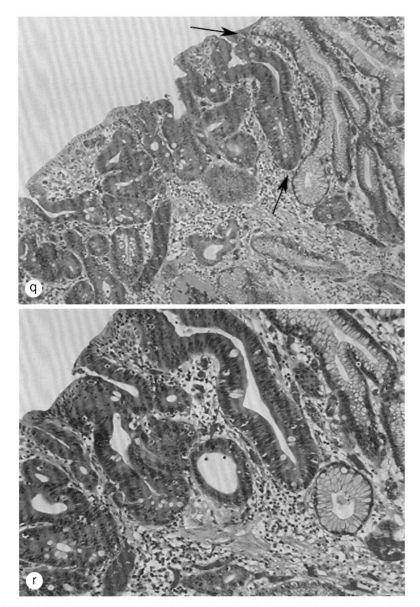

图 q、r （胃窦）胃幽门腺黏膜组织见浅表凹陷性肿瘤性病变，肿瘤与周围境界清楚（黑箭头），肿瘤由腺管结构构成，腺管大小、形态不一，部分腺管融合，腺管被覆上皮呈假复层增生，异型性明显（红箭头）。

病理诊断 胃黏膜分化型腺癌（高分化管状腺癌＞中分化管状腺癌），水平及垂直切缘净，无血管及淋巴管浸润。

（病理注释：陈光勇）

第五章
十二指肠病变

第一节　十二指肠球炎

　　十二指肠炎是一种常见病,系由各种原因所导致的急性或慢性十二指肠黏膜炎症变化。十二指肠炎多发生在球部。内镜下的表现有:黏膜粗糙,颗粒感,或有增生性的小结节或息肉样隆起;绒毛模糊不清;充血、水肿、糜烂,霜斑样溃疡较多见;出血点或片状出血;皱襞粗大,黏膜下有血管显露,球部变形等。Joff 等根据十二指肠炎的严重程度将其分为 5 级。0级:正常十二指肠黏膜;1 级:黏膜水肿,皱襞增厚;2 级:黏膜发红(包括接触发红);3 级:点状出血;4 级:糜烂,常伴点状出血[1]。

参考文献

[1] 于皆平,沈志祥,罗和生.实用消化病学[M].3 版.北京:科学出版社,1999:480-481.

$\mathscr{Case}\ 1$ | 十二指肠球炎

（病例提供　中国人民解放军总医院第一医学中心　李蕻）

― 内镜所见 ―

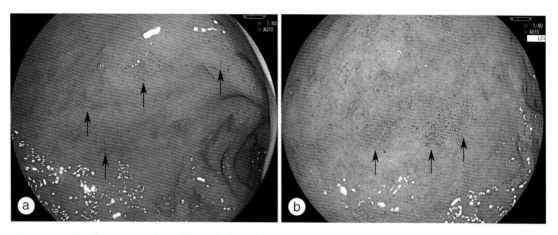

图 a　WLI 下观察可见十二指肠球部散在发红的隆起（黑色实线箭头所示），局部黏膜肿胀。

图 b　LCI 下观察可见十二指肠球部黏膜发红区域被强调（黑色实线箭头所示），边界因黏膜色调的强化变得更加明了，易识别。

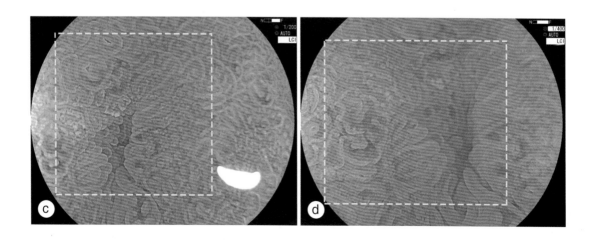

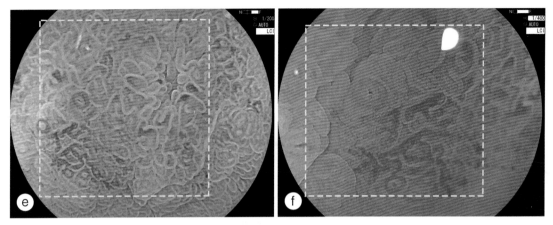

图 c、e LCI 放大模式下观察可见腺管规则、排列紧密（黄色虚线框区域）。 图 d、f LCI 强放大模式下观察可见腺管规则，中央区域微血管显示不清（黄色虚线框区域）。

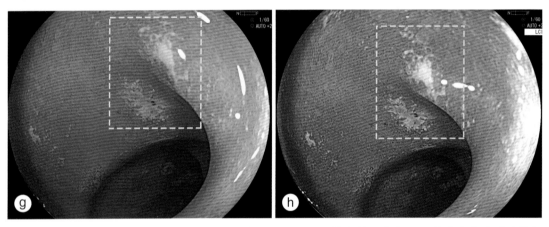

图 g WLI 下可见该病例十二指肠球部小弯侧多发糜烂，上覆薄白苔，病变周围黏膜充血水肿（黄色虚线框区域）。

图 h LCI 下可见十二指肠在糜烂区域边界因黏膜色调强化变得更加清晰，白苔周边黏膜发红的炎症反应区域被强调（黄色虚线框区域）。

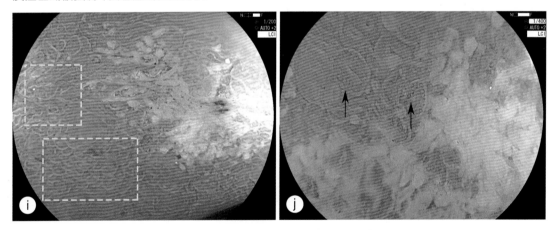

图 i LCI 放大模式下可见腺管轻度扩张，排列规则（黄色虚线框区域）。

图 j LCI 强放大模式下可见中央区域微血管排列规律，未见明显不规则表面微结构（黑色实线箭头所示）。

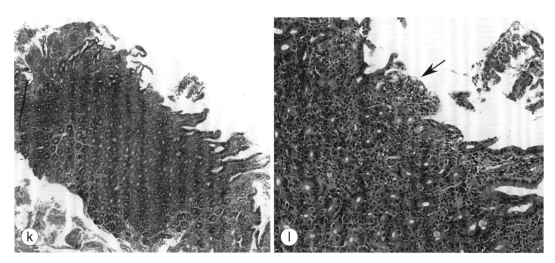

图 k、l （十二指肠球部小弯侧）图 k 为低倍镜下所见，图 l 为中倍镜下所见。 可见小肠黏膜组织内急慢性炎症细胞浸润，固有层内中性粒细胞灶性聚集（红箭头），小肠绒毛萎缩（黑箭头）。

病理诊断　　（十二指肠）黏膜慢性炎。

（病理注释：陈光勇）

第二节　十二指肠胃黏膜异位

胃黏膜异位症(heterotopic gastric mucosa，HGM)多数被认为是一种先天的胚胎残余病变，也可能与高浓度酸环境、慢性炎症刺激有关[1-2]，可发生于口腔至直肠的任何消化道部位，甚至见于胰腺及胆囊。HGM 多发生于食管，而十二指肠 HGM 相对少见。近年来十二指肠 HGM 的检出率可高达8.9%[3]。十二指肠 HGM 多位于十二指肠球部前壁近幽门缘处，其次为降段，升部较为罕见。研究表明，本病发病无明显性别差异，好发于中年。临床症状上的差异主要取决于病变的大小及部位[4-6]。临床上多表现为非特异性的上腹部不适、腹胀、反酸等消化不良症状。较大息肉样隆起或黏膜下隆起者可引起恶心、呕吐等消化道不全梗阻的症状。部分病变表面可见溃疡形成，会出现呕血、黑便等消化道出血的症状[5-6]。Jarry 和 Blundell 各报道了一例位于十二指肠 Vater 壶腹部 HGM 致胆管梗阻及胰腺炎[7-8]的病例。

十二指肠 HGM 内镜下典型表现为橘红色结节样隆起，或颗粒不平，形态不规则，大小不等，与周围的粉白色绒毛样正常球部黏膜的界限清晰，常位于球部前壁，常单发或多发，直径大多为0.1～1.0 cm[9]。单发结节样病变呈大小约10 mm 的半球形隆起，而多发病变则表现为形态不同，大小约2～5 mm 的小结节或卵石样病变。部分病变表现为十二指肠球部或降段的溃疡，形态类似于消化性溃疡。不典型的 HGM 病变也可表现为黏膜下肿物或形成肿瘤样隆起，引起管腔狭窄[4]。国内学者将十二指肠 HGM 内镜下表现分为4型：多发结节样隆起、单发息肉样隆起、溃疡及肿块型，其中多发结节样隆起较为常见[4]。

组织病理学是诊断十二指肠 HGM 的金标准。异位的胃黏膜为包含有壁细胞的黏膜，通常也含有少量主细胞或一小簇胃底腺。Wolff 根据病理将其分为先天型和获得型两型[10]。Jame 等认为规则排列结构的胃黏膜异位通常是先天型，而全层结构紊乱的异位为获得型[11]，Taylor 等认为胃黏膜异位多为先天型[12]。

由于十二指肠 HGM 可能会造成出血或梗阻的症状，并且 Noguchi 及 Iktaka 等人分别报道了由 HGM 转化为腺癌的病例，提示 HGM 可能有癌变的倾向[13-14]，所以对十二指肠 HGM 需引起足够的重视。研究表明，内镜下切除病变是治疗十二指肠 HGM 有效的方法[4]。对于较大的十二指肠 HGM 及恶变可行外科手术切除治疗。此外，有研究显示，对于溃疡型的病变，进行抑制胃酸治疗可缓解患者症状[15]。

参考文献

［1］ Bernheim J，Novis BH. Heterotopic and metaplastic gastric mucosa in the duodenum［J］. Isr J Med Sci，1989，25（6）：321－323.

［2］ Matsui K，Kitagawa M. Biopsy study of polyps in the duodenal bulb［J］. Am J Gastroenterol，1993，88（2）：253－257.

［3］ Genta RM，Kinsey RS，Singhal A，et al. Gastric foveolar metaplasia and gastric heterotopia in the duodenum：no evidence of an etiologic role for Helicobacter pylori［J］. Hum Pathol，2010，41（11）：1593－1600.

［4］ 辛小敏，朱薇，陈楚弟，等.十二指肠胃黏膜异位症的内镜表现及临床特点［J］.中国内镜杂志，2014，20（2）：113－117.

［5］ 刘建，马宁.十二指肠升部胃黏膜异位致梗阻1例［J］.中国普通外科杂志，2006，15（5）：348.

［6］ 王志永，曹鸿飞.十二指肠胃黏膜异位症内镜诊疗进展［J］.现代消化及介入诊疗，2015，20（3）：319－320.

［7］ Jarry J Jr，Rault A，Sa Cuhna A，et al. Acute recurrent pancreatitis by heterotopic fundic mucosa at the ampulla of vater［J］. Pancreas，2009，38（3）：351－353.

［8］ Blundell CR，Kanun CS，Earnest DL. Biliary obstruction by hetero-topic gastric mucosa at the ampulla of Vater［J］. Am J Gastroenterol，1982，77（2）：111－114.

［9］ Zhang ZW，Li YP，Geng Y. Analysis of 56 cases of heterotopic gastric mucosa（HGM）in duodenum［J］. The Journal of Medical Theory and Practice，2009，22（3）：291－292.

［10］ Wolff M. Heterotopic gastric epithelium in the rectum. A report of three new cases with a review of 87 cases of gastric heterotopia in the alimentary canal［J］. Am J Clin Pathol，1971，55（5）：604－616.

［11］ James AH. Gastric epithelium in the duodenum［J］. Gut. 1964，5（4）：285－294.

［12］ Taylor AL. The epithelial heterotopias of the alimentary tract［J］. J Patilol，1927，30（2）：415－449.

［13］ Noguchi T，Takeno S，Takahashi Y，et al. Primary adenocarcinoma of the cervical esophagus arising from heterotopic gastric mucosa［J］. Journal of Gastroenterology，2001，36（10）：704－709.

［14］ Iktaka D，Fujiwara H，Shiozaki A，et al. Double primary cancer of the esophagus consisting of ectopic gastric mucosa-derived adenocarcinoma and squamous cell carcinoma：a first case report［J］. Esophagus，2011，8（4）：303－309.

［15］ 杨绮红，舒建昌，梁少娟，等.十二指肠球部胃黏膜异位的临床观察［J］.中国内镜杂志，2007，13（6）：614－617，620.

（病例提供　内蒙古科技大学包头医学院第二附属医院　年媛媛）

一 内镜所见 一

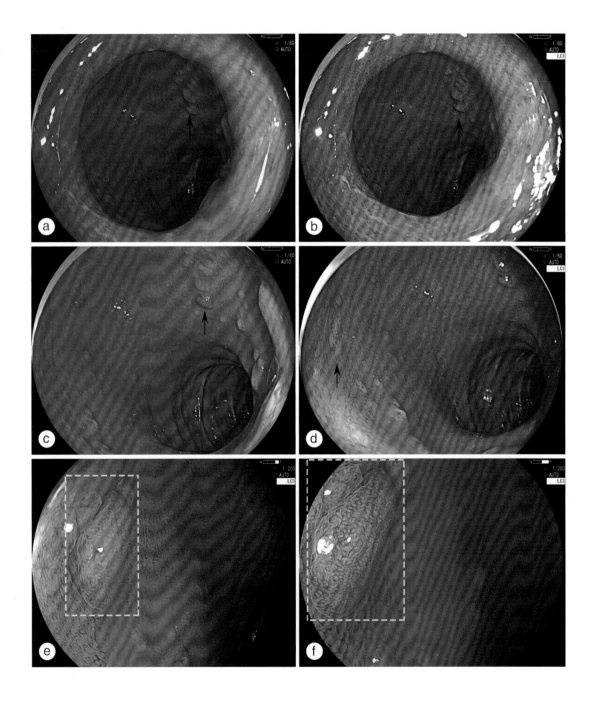

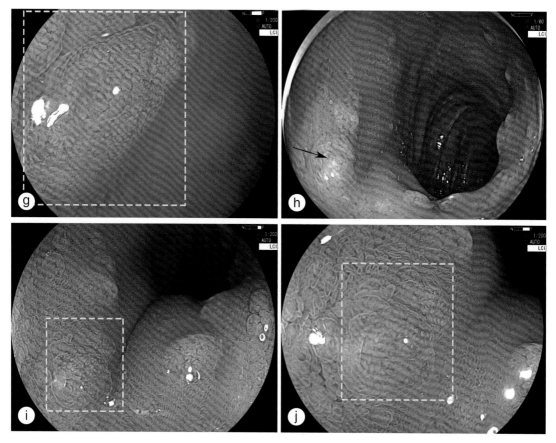

图 a~j 十二指肠球部可见多个大小不等、形状不同的颗粒状、结节状隆起（图 a~d，黑色实线箭头所示），LCI 模式下（图 b、d，黑色实线箭头所示）观察，部分隆起表面呈黄色改变，色差与周围黏膜更加明显、清晰。 随后，在 LCI 模式下，依次对每个隆起进行放大观察（图 e~j，黑色实线箭头及黄色虚线框区域所示），可见病变表面血管纹理规则，无明显异常改变。

— 病理所见 —

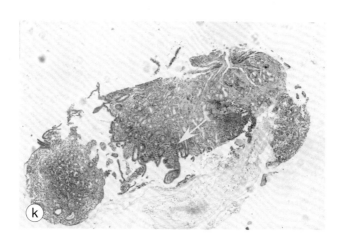

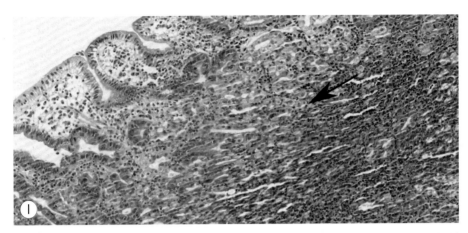

图 k、l （十二指肠球腔）图 k 为低倍镜下所见，可见胃底腺（黄箭头）黏膜组织呈活动性慢性炎，结合活检部位，符合胃黏膜异位改变。 图 l 为中倍镜下所见，黑箭头处显示因炎症造成胃底腺腺体结构松散，胞质呈嗜酸性的壁细胞（体积大，呈圆锥形，核圆而深染，多居中，胞质呈嗜酸性）。

病理诊断 　胃黏膜异位。

（病理注释：陈光勇）

（病例提供　内蒙古科技大学包头医学院第二附属医院　年媛媛）

一　内镜所见　一

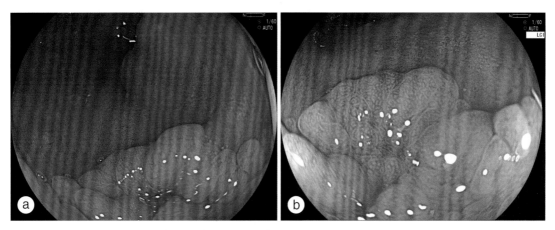

图 a、b　前一例患者的十二指肠球部胃黏膜异位属于弥漫小结节型，而本例十二指肠胃黏膜异位则有所不同。 球部大弯近幽门可见一"莲花状"黏膜隆起，中央凹陷，表面无充血、糜烂或溃疡性改变。 LCI 模式下（图 b）相较于 WLI 模式下（图 a）则能看出病变的边界、表面色泽与周边黏膜色差更加明显。

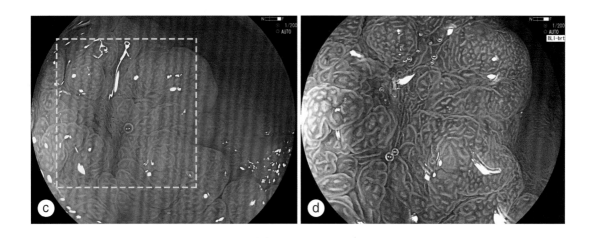

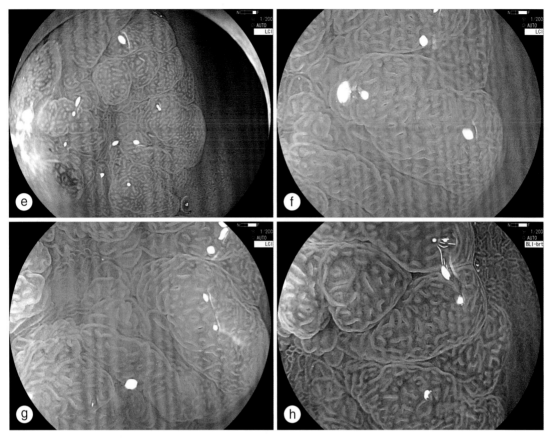

图 c ~ h 逐渐放大观察病变表面结构，可见血管纹理规则，腺管开口明显。 而前一例中的十二指肠胃黏膜异位黏膜表面无明显腺管开口。

— 病理所见 —

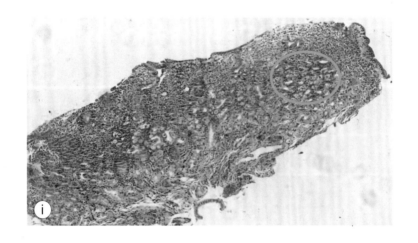

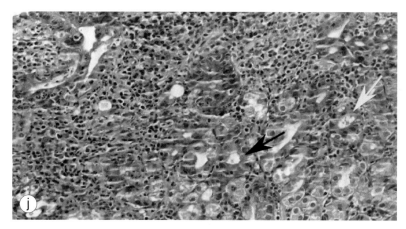

图 i、j　（十二指肠球腔）图 i 为低倍镜下所见，胃底腺（蓝色圈内区域）黏膜组织呈活动性慢性炎，结合活检部位，符合胃黏膜异位改变。　图 j 为中倍镜下所见，箭头处显示胃底腺黏膜壁细胞（黄箭头，胞质嗜酸性呈红色）和主细胞（黑箭头，胞质嗜碱性呈灰蓝色）。

病理诊断　胃黏膜异位。

（病理注释：陈光勇）

（病例提供　云南省第一人民医院　何旭）

一　内镜所见　一

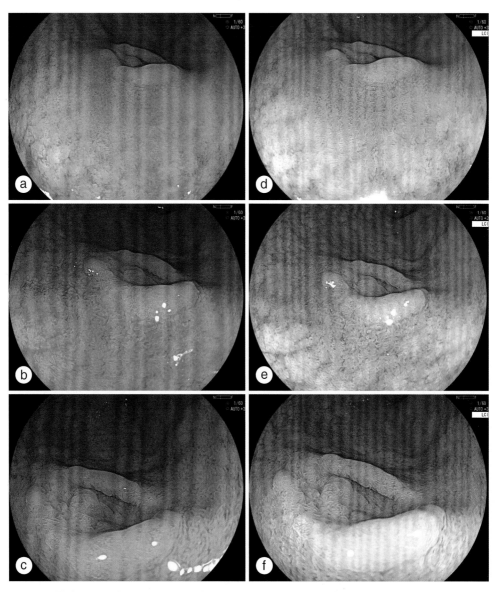

图 a～c　WLI 模式下远、中、近距离观察十二指肠球腔，于大弯侧见圆盘状隆起，中央凹陷，其表面扁平、结节样隆起，黏膜表面尚光滑、质地柔软。

图 d～f　LCI 模式下远、中、近距离观察所见，可见病灶勾勒得更加清楚，上述表面特征亦显现得更加清晰明了。

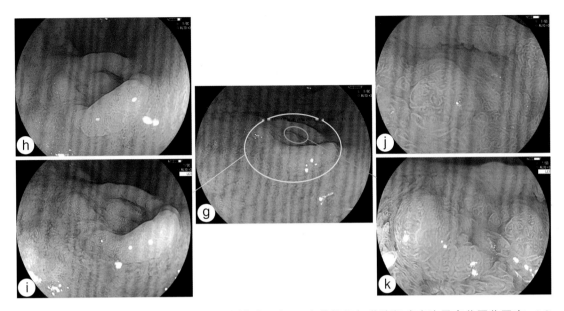

图 g~k LCI 弱放大（图 i）较白光弱放大模式下（图 h）将隆起与非隆起病变边界充分区分开来，LCI 中强放大（图 k）较白光中强放大模式（图 j）将腺管及微血管形态显示得更加清楚。

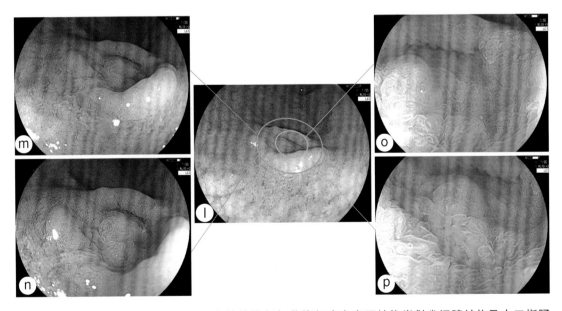

图 l~p LCI 弱放大模式下（图 m、n）能将隆起与非隆起病变表面结构类似幽门腺结构及十二指肠黏膜结构很好地区分开来，LCI 中强放大模式（图 o、p）将腺管及微血管形态特征充分展现。

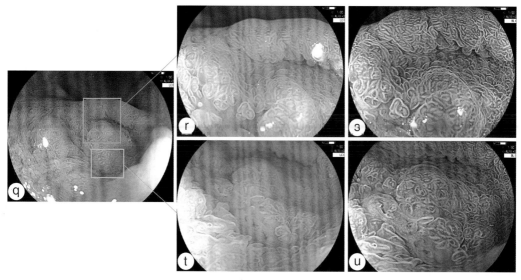

图 q~u LCI 模式和 BLI 模式均能将病变表面结构及表面血管的形态特征勾勒的清晰明了。

─ 病理所见 ─

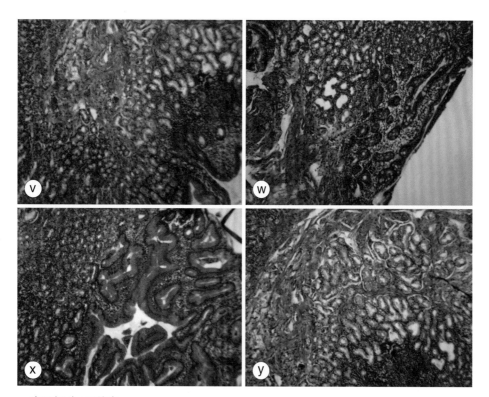

图 v~y 病理切片 HE 染色。

病理诊断 （十二指肠球腔）胃黏膜异位伴息肉样增生。

第三节 十二指肠腺瘤

十二指肠腺瘤是一种罕见的上皮性肿瘤,占小肠良性病变的 25%,多位于降部,也可累及壶腹部[1],根据与十二指肠乳头的关系分为十二指肠乳头腺瘤和十二指肠非乳头区腺瘤。十二指肠腺瘤可偶发于遗传疾病,如常见的腺瘤性息肉病或 Peutz-Jeghers 综合征[2]。十二指肠乳头腺瘤发病率为 0.04%~0.12%,50~70 岁女性多见[3-4]。十二指肠腺瘤临床表现可无症状,亦可表现为恶心、呕吐、腹痛、上腹部不适、体重减轻等,当胆管或胰管梗阻时,可表现为急性胆管炎、胰腺炎、无痛性黄疸[5-7]。黄疸预示肿瘤为恶性的风险较高,但并非所有出现黄疸的病人都为癌[8]。

依据十二指肠乳头腺瘤内镜下所见,可将其按生长方式分为三种:①壶腹周围型,腺瘤朝着肠腔内生长;②壶腹内型,提示腺瘤在壶腹内沿着胆胰管生长;③混合型或延伸型,瘤骑跨在十二指肠壶腹部与共同管道之间[9]。十二指肠乳头腺瘤根据组织学生长方式不同可分为管状腺瘤、绒毛状腺瘤和管状绒毛状腺瘤,以 75% 为分界线,管状结构超过 75% 即为管状腺瘤,绒毛状结构超过 75% 即为绒毛状腺瘤,25%~75% 即为管状绒毛状腺瘤,后两者较常见,其中以绒毛状腺瘤恶变概率最高[9]。另外一种组织学分型,壶腹腺癌可分为肠型与胰胆管型两种分化类型[10],且证实肠型预后好于胰胆管型。前者来源于十二指肠乳头黏膜上皮,较深染的柱状细胞常呈假复层排列,细胞核长杆状,类似于大肠绒毛状腺癌的绒毛状或乳头状结构;后者来源于胰胆管上皮,肿瘤细胞形成复杂的细的分支乳头状结构,类似于胆道乳头状肿瘤,上皮多呈单层排列,立方形,细胞核呈圆形,类似于胰腺或远端胆管腺癌。而之前研究表明,胰胆管型主要呈壶腹内生长,肠型可呈壶腹周围及混合型生长。故肿瘤生长方式与病理分型关系密切[9,11]。

参考文献

[1] Culver EL,McIntyre AS. Sporadic duodenal polyps:classification,investigation,and management [J]. Endoscopy,2011,43(2):144-145.

[2] Chini P,Draganov PV. Diagnosis and management of ampullary adenoma:The expanding role of endoscopy [J]. World J Gastrointest Endosc,2011,16;3(12):241-247.

[3] Han JM,Kim MH. Endoscopic papillectomy for adenomas of the major duodenal papilla(with video)[J]. Gastrointest Endosc,2006,63(2):292-301.

[4] Seifert E,Schulte F,Stolte M. Adenoma and carcinoma of the duodenum and papilla of Vater:a clinicopathologic study

　　　　　［J］. Am J Gastroenterol，1992，87(1)；37－42.

［5］ Greco S，Cassinotti A，Massari A，et al. Isolated ampullary adenoma causing biliary obstruction［J］. J Gastrointestin Liver Dis，2008，17：329－332.

［6］ Sato T，Konishi K，Kimura H，et al. Necrotizing acute pancreatitis caused by tiny carcinoma in adenoma in Vater's papilla［J］. Gastrointest Endosc，1999，50(5)：672.

［7］ Treitschke F，Beger HG. Local resection of benign periampullary tumors［J］. Ann Oncol，1999，10(Suppl 4)：212－214.

［8］ Grobmyer SR，Stasik CN，Draganov P，et al. Contemporary results with ampullectomy for 29 "benign" neoplasms of the ampulla［J］. J Am Coll Surg，2008，206(3)：466－471.

［9］ Yamamoto Y，Nemoto T，Okubo Y，et al. Comparison between the location and the histomorphological/immunohistochemical characteristics of noninvasive neoplasms of the ampulla of Vater［J］. Hum Pathol，2014，45(9)：1910－1917.

［10］ Kimura W，Futakawa N，Yamagata S，et al. Different clinicopathologic findings in two histologic types of carcinoma of papilla of Vater［J］. Jpn J Cancer Res，1994，85(2)：161－166.

［11］ 赵丽，陈骏，彭春艳，等.十二指肠乳头腺瘤临床病理研究现状［J］.中国临床研究，2019，32(5)：696－699.

十二指肠腺瘤性息肉

（病例提供　云南省第一人民医院　何旭）

— **内镜所见** —

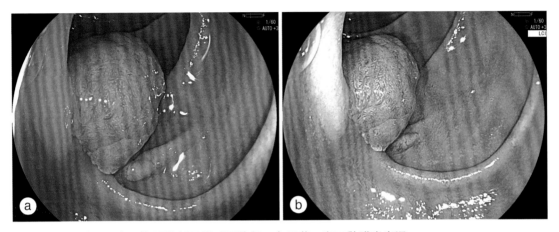

图 a　WLI 模式下，十二指肠降部见半球形隆起，有亚蒂，表面黏膜尚光滑。

图 b　LCI 模式下表面腺管结构呈树枝状、脑回状，pit pattern 分型为 III L、 IV 型，JNET 分型 type 2A。

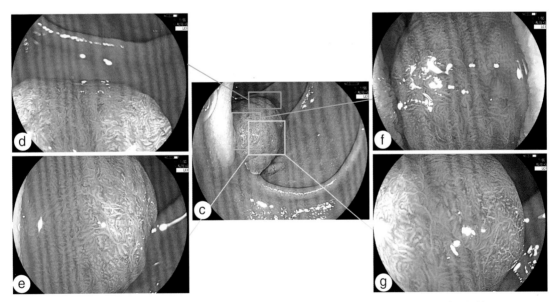

图 c～g　LCI 模式下，清晰明亮的视野将病变表面微结构及微血管的形态显示得更加清晰。

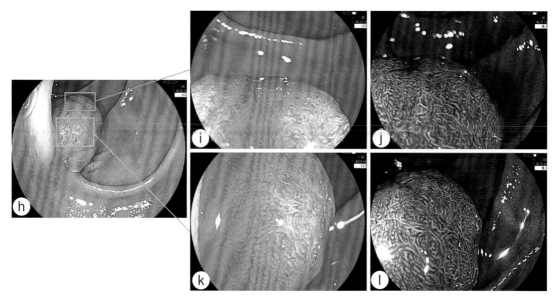

图 h~l LCI 和 BLI 模式下，病变表面微结构及微血管的形态均勾勒的清晰明了。

─ 病理所见 ─

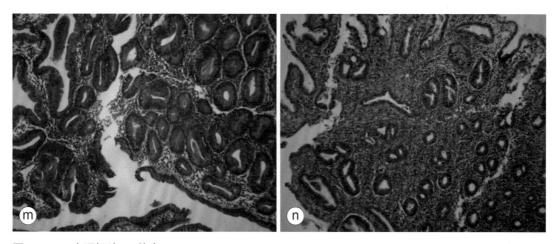

图 m、n 病理切片 HE 染色。

病理诊断 （十二指肠降段）绒毛状-管状腺瘤（低级别上皮内瘤变）。

（病例提供　中国医科大学附属第一医院　张惠晶）

― 内镜所见 ―

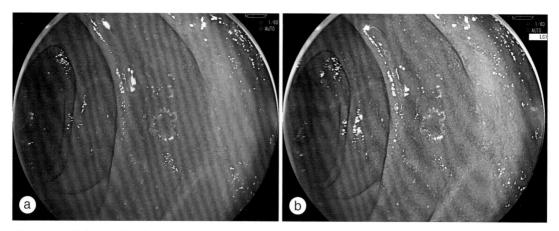

图 a　WLI 模式下见十二指肠降段乳头对侧见一黏膜略凹陷，范围约 0.6 cm，边缘发白。
图 b　LCI 模式下观察病变与周边黏膜对比色调差异较明显，界限清晰。

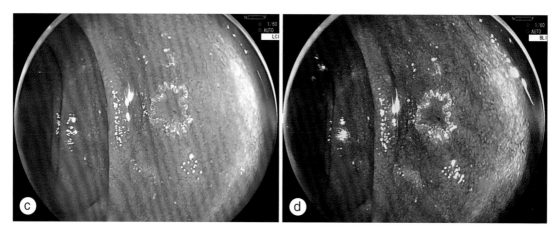

图 c　LCI 近景观察可见中央凹陷处绒毛消失。
图 d　BLI 近景观察亦可见中央凹陷处绒毛消失。

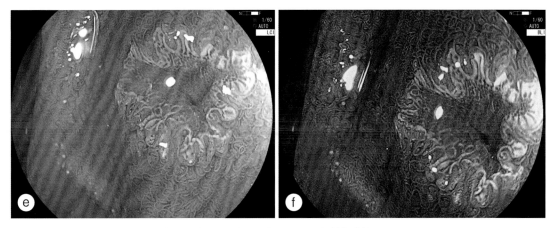

图 e　LCI 中倍放大观察可见病灶中央绒毛缺失，似呈ⅢL 型腺管结构。

图 f　BLI 中倍放大观察亦可见病灶中央绒毛缺失，似呈ⅢL 型腺管结构。

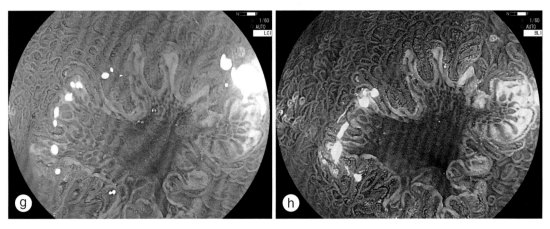

图 g　LCI 高倍放大观察可见病灶中央绒毛缺失，似呈ⅢL 型腺管结构，血管 type 2A（JNET）。

图 h　BLI 高倍放大观察亦可见病灶中央绒毛缺失，似呈ⅢL 型腺管结构，血管 type 2A（JNET）。

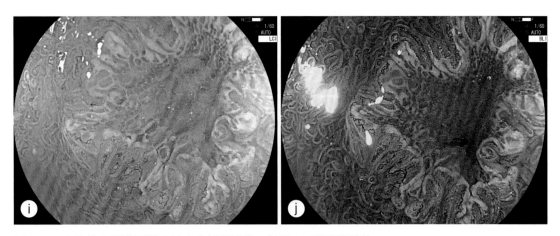

图 i　LCI 高倍放大观察可见病灶中央绒毛缺失，似呈ⅢL 型腺管结构。

图 j　BLI 高倍放大观察亦可见病灶中央绒毛缺失，似呈ⅢL 型腺管结构。

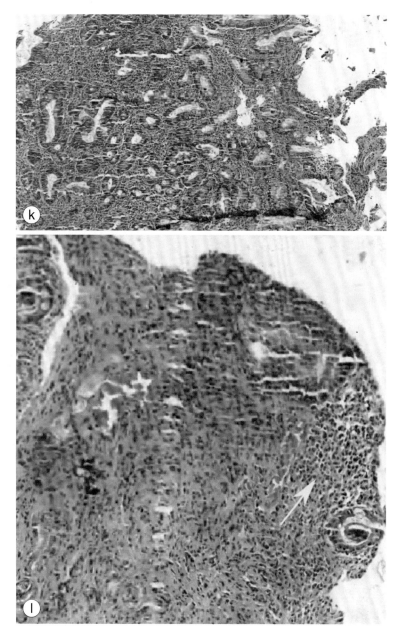

图k、l （十二指肠降段）小凹上皮剥脱糜烂，黏膜再生。 部分区域腺体形态不规则，细胞核大深染，假复层排列。 间质水肿，有中量炎细胞浸润（黄箭头）。

病理诊断 十二指肠腺瘤型息肉伴中度异型增生伴糜烂。

Case 3 十二指肠乳头腺瘤

（病例提供　中国人民解放军总医院第一医学中心　李薷）

内镜所见

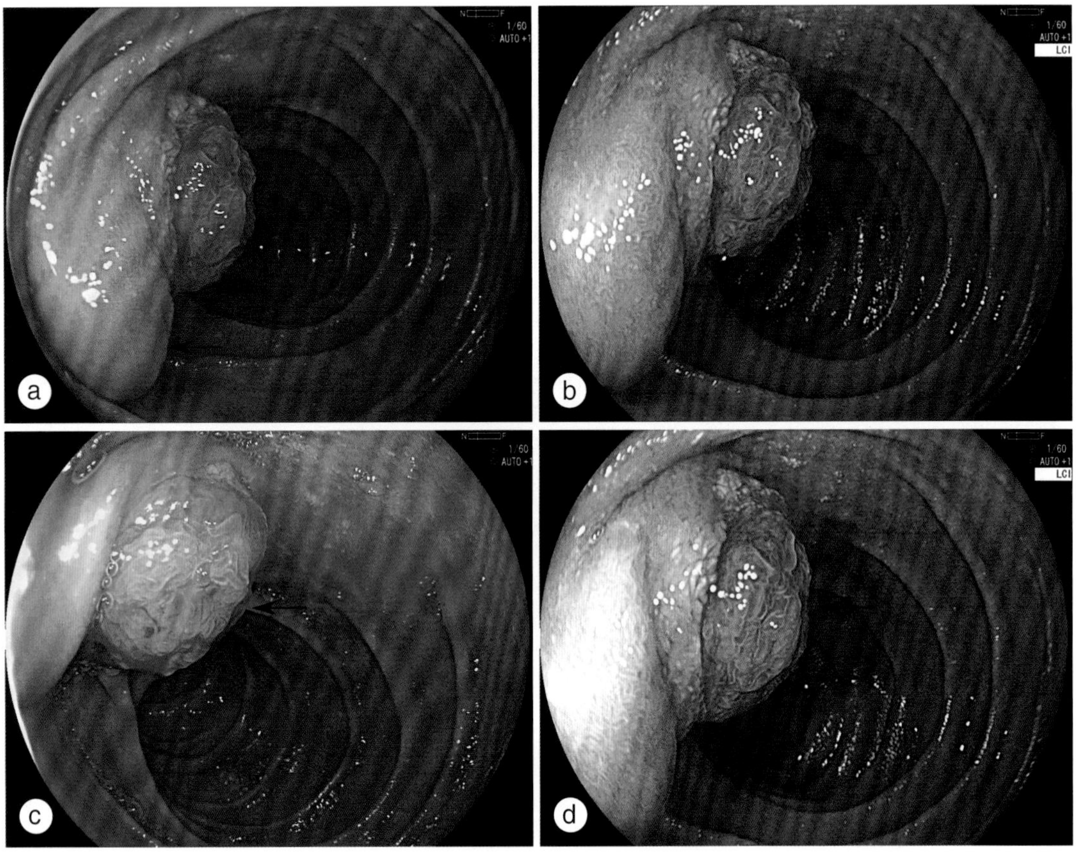

图 a～d　WLI 下（图 a、c）观察可见十二指肠主乳头增大（图 a，黑色实线箭头所示），乳头表面肿大，局部发红（图 c，黑色实线箭头所示），可见少量胆汁附着。LCI 下（图 b、d）观察可见病变表面黏膜发红区域呈现为紫红色，色调对比度增强，病变区域更加容易辨认，范围清晰（图 b、d，黑色实线箭头所示）。

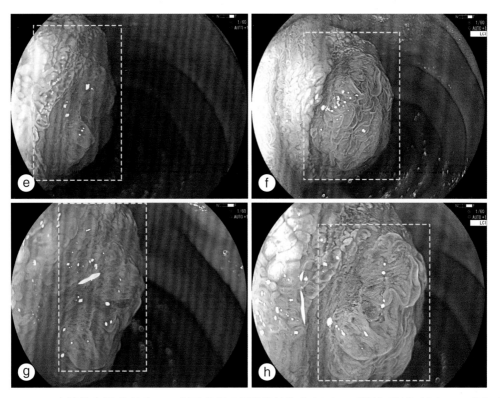

图 e~h WLI 中等放大模式（图 e、g）下观察可见腺管结构大小不一，排列不规整（图 e、g 黄色虚线框区域）。LCI 放大模式（图 f、h）下病变表面黏膜发红区域色调对比度增强，腺管结构显示更清晰，可见不规则表面微结构，中央区域腺管扩张、融合，微血管粗细不一（图 f、h 黄色虚线框区域）。

— 病理所见 —

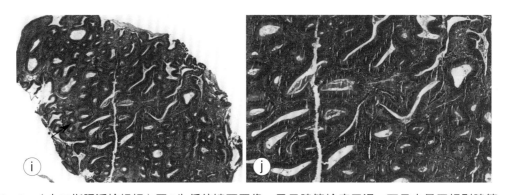

图 i、j （十二指肠活检组织）图 i 为低倍镜下图像，显示腺管轮廓平滑，可见少量不规则腺管，但总体大小和形态差别不大，排列较规则（黑箭头）；图 j 为中倍镜下见少量腺管被覆上皮呈假复层增生，细胞核呈柱状（红箭头），核浆比增大，但总体异型性差别不大，呈低级别异型增生改变。

病理诊断　　小肠黏膜低级别管状腺瘤。

（病理注释：陈光勇）

第四节　十二指肠侧向发育型肿瘤

侧向发育型肿瘤(laterally spreading tumor，LST)是指直径超过 10 mm 且发生在大肠黏膜表面的平坦或隆起病变。LST 的生长方式有别于向上生长的息肉样病变和向下浸润性生长的凹陷型病变。消化道 LST 最好发的部位就是直肠，发生在十二指肠少见[1-3]。

从组织病理学角度来看，LST 主要以腺瘤为主，与其他形态息肉相比更易发生癌变和局部侵袭，需要及时进行干预治疗[4]。LST 各种亚型病变越大其癌变率及黏膜下层(SM)浸润可能性越高。根据 LSTs 表面形态不同分为颗粒型(granular type，LST‐G)和非颗粒型(non-granular type，LST‐NG)，而 LST‐G 又分为颗粒均一型(homogeneous G-type，LST‐G‐H)和结节混合型(nodular mixed G-type，LST‐G‐NM)，LST‐NG 又分为扁平隆起型(flat elevated NG-type，LST‐NG‐F)和假凹陷型(pseudo-depressed NG-type，LST‐NG‐PD)[2-3]。

侧向发育型肿瘤可以呈现出多种多样的内镜下表现，因此对于 LST 的评价需要依据对病变整体的观察及诊断。观察时要注意充分注气，对于包含边界线在内的中远景图像进行评价，再对包括腺管在内的近景图像进行评价，对于 pit pattern Vi 型腺管通常白光下很难给出客观评价，而 LCI 模式下通过增强色彩的对比，可以提高非放大模式下对 pit pattern Vi 型腺管的判断，而放大模式下又可以通过对血管结构和表面结构的判断，对 LST 病变做出包括性质及浸润深度在内的综合判断。

参考文献

[1] Sanduleanu S，Siersema PD. Laterally spreading tumor through the magnifying glass：we only see what we know [J]. Endoscopy，2016，48(5)：421‐423.

[2] Kudo S，Lambert R，Allen JI，et al. Nonpolypoid neoplastic lesions of the colorectal mucosa. Gastrointest Endosc，2008，68：S3‐47.

[3] Kudo SE，Takemura O，Ohtsuka K. Flat and depressed types of early colorectal cancers：from East to West. Gastrointest [J]. Endosc Clin N Am，2008，18(3)：581‐583.

[4] Lambert R，Tanaka S，Laterally spreading tumors in the colon and rectum [J]. Eur J Gastroenterol Hepatol，2012，24(10)：1123‐1134.

（病例提供　中国医科大学附属第一医院　张惠晶）

― 内镜所见 ―

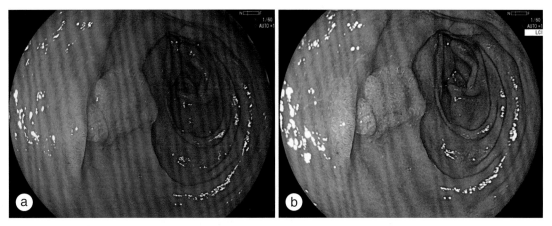

图 a　WLI 下十二指肠降段乳头近端见一处侧向发育型隆起。

图 b　LCI 下可见侧向发育型隆起局灶发红，隆起边界因黏膜色调的强化变得更加明了，易识别。

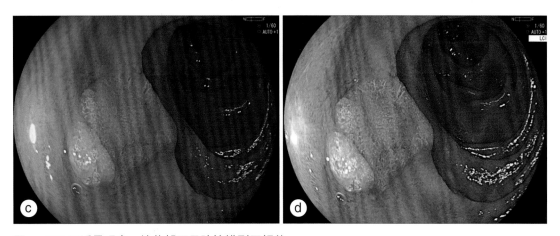

图 c　WLI 下近景观察，结节部可见腺管排列不规整。

图 d　LCI 模式观察，可见结节部色彩对比明显，腺管形态为Ⅳ型，排列不规则。

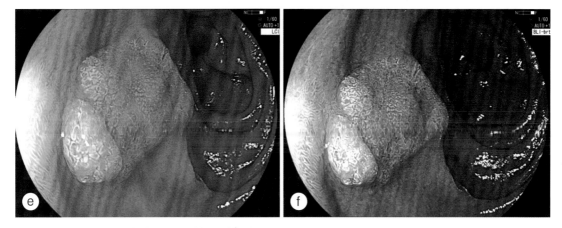

图 e LCI 低倍放大观察隆起表面腺管分布尚规整。

图 f BLI 低倍放大观察亦可见隆起表面腺管分布尚规整。

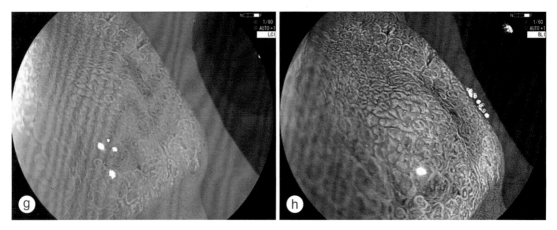

图 g LCI 中倍放大观察隆起局部表面血管结构略增粗，分布略密集。

图 h BLI 中倍放大观察隆起局部血管结构较其他部位血管略增粗密集，呈现 type 2B（JNET）。

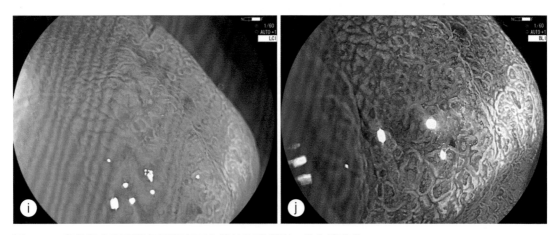

图 i LCI 高倍放大观察隆起局部表面血管结构略增粗，分布略密集。

图 j BLI 高倍放大观察亦可见隆起局部血管结构较其他部位血管略增粗密集，呈现 type 2B（JNET）。

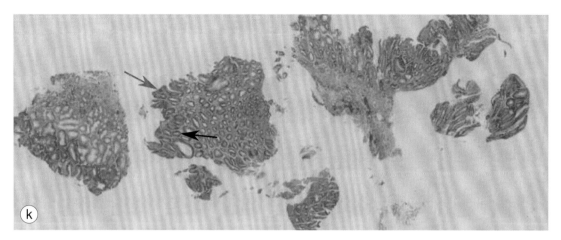

图 k 低倍镜下可见黏膜组织呈颜色深浅不一致的两种结构（红色虚线为界），浅层颜色较深，为大小不等的腺管构成的肿瘤区域，并累及黏膜表面（红箭头），腺管形态和排列相对规则（黑箭头），腺上皮假复层增生，呈轻度异型增生。

病理诊断　低级别管状腺瘤。

（病理注释：陈光勇）

第五节 十二指肠布氏腺增生症

十二指肠布氏(Brunner)腺增生症属罕见疾病,多发生于十二指肠球部,也可累及降部。近年来国内外关于十二指肠布氏腺增生症的报道逐渐增多,并提出了多个病因假设,如高酸分泌、慢性胰腺炎、幽门螺杆菌(Hp)感染、Billroth Ⅱ术后等[1-2],但其确切发病机制仍未明确,可能是多因素综合作用的结果[2]。本病可发生于任何年龄,以40~60岁年龄段最为多见,无性别和民族差异[2-3]。该病主要临床表现包括:①消化道出血是大多数患者就诊的主要原因。布氏腺增生症常伴有表面上皮的变化,如糜烂、溃疡和胃小凹化生,出血主要是由表面溃疡所致[1-2,4-8]。②梗阻表现。增生腺体体积过大时,可导致十二指肠肠腔狭窄,胃内容物通过障碍,引起恶心、呕吐、腹痛、电解质紊乱等症状,严重者可因肠道细菌易位而发生感染性休克甚至死亡[2,9-10]。如病变累及或压迫十二指肠乳头部,还可引起复发性胰腺炎、阻塞性黄疸等[1-2]。③局部刺激症状。由于病变牵拉、溃疡形成、胃酸刺激等原因,部分患者表现为上腹部疼痛不适,但无特异性[2,11-12]。此外,布氏腺可分泌小肠液,小肠液分泌过多时可表现为动力障碍症状,如腹胀、腹泻等。④肠扭转。十二指肠固定于后腹膜,移动性差,少数病例可因肠痉挛而导致肠套叠、肠扭转[2,13]。

内镜是该病目前首选的诊治方法。结节型病变内镜下表现为单个或多发的黏膜下隆起;腺瘤样增生多表现为单个圆形或纺锤形结节,表面光滑或呈颗粒状,顶端常见潮红,有时可出现糜烂或溃疡[2,14]。组织病理学检查是诊断病变性质的金标准,但布氏腺增生位于黏膜下层,被覆厚而完整的黏膜,活检钳常难以取到病变组织,故活检阳性率不高[13]。体积较小的病变则较易取到理想的活检组织,可结合病理做出诊断。在十二指肠纤薄的肠壁行更深层次的嵌取活检可提高诊断阳性率,但穿孔风险增加[2,8]。

组织病理学检查是确诊布氏腺增生症的金标准。病变肉眼观直径数毫米至数厘米,大部分<1 cm。经 HE 染色后,光学显微镜下可见病变位于黏膜下层,边界清晰,由大量增生且分化成熟的布氏腺体构成;腺泡细胞呈圆锥形,核小,位于基底部[2,15]。弥漫结节型病变通常仅表现为布氏腺体增生,而腺瘤在组织学上可包含增生的布氏腺体、平滑肌、脂肪组织、囊性扩张的导管、灶性淋巴细胞浸润等多种成分,增生腺体呈分叶状,叶间有源自黏膜肌层的平滑肌束或散在的纤维组织包绕,腺瘤表面黏膜常伴有慢性炎症和溃疡形成[2,14-15]。部分腺瘤组织可见类似腺癌的局部硬化表现[2-3,16]。Feyrter 等将十二指肠布氏腺增生分为 3 种类型[2,13]。①弥漫结节型:此型增生腺体可占据十二指肠的大部分,表现为直径>5 mm 的多发结节状隆起,组织形态单一,为单纯布氏腺体增生;②局限结节型:此型最为常见,好发于十二指肠球部,组织学上可含有平滑肌、脂肪组织、淋巴细胞等;③局限肿瘤型(又称腺瘤样增生),外观多为息肉样。

内镜治疗可实现治愈性治疗。对出现并发症且体积较小的布氏腺增生,建议尽早行内镜治疗。但也要注意由于十二指肠肠壁较薄、血供丰富,内镜手术操作难度相对较大,且肠管蠕动、小肠液、胆汁等因素均可能对内镜治疗的安全性造成不利影响。对于体积较大(最大径>3 cm)、合并消化性溃疡、出血、切除后肠壁难以修复以及有恶变可能者,可考虑外科手术治疗[2]。

参考文献

[1] 李巍,何必立,甘梅富,等.内镜下切除十二指肠球部 Brunner 腺瘤一例并文献复习[J].中华消化内镜杂志,2004,21(4):270-272.

[2] 李文晓,高峰.十二指肠 Brunner 腺增生[J].胃肠病学,2015,20(1),58-61.

[3] Levine JA,Burgart LJ,Batts KP,et al. Brunner's gland hamartomas:clinical presentation and pathological features of 27 cases [J]. Am J Gastroenterol,1995,90(2):290-294.

[4] 王辉,丁奎盛,高建鹏,等.胃镜摘除十二指肠球部 Brunner 腺瘤并文献复习[J].中华消化杂志,2010,30(9):635-636.

[5] Akaki M,Taniguchi S,Hatakeyama K,et al. Duodenal mucosal damage is associated with proliferative activity of Brunner's gland hamartoma:a case report [J]. BMC Gastroenterol,2014,14:14.

[6] 高峰,苏莎莎,陈雄.十二指肠巨大 Brunner 腺瘤一例[J].中华消化内镜杂志,2009,26(7):381-383.

[7] 曹雪源,何亮,金美善,等.十二指肠 Brunner 腺瘤致上消化道出血二例[J].中华消化杂志,2012,32(7):490.

[8] 杨帆,花豹,李英凤,等.十二指肠肠腺瘤一例病例报道[J].国际外科学杂志,2013,40(7):496-498.

[9] Mumtaz R,Shah IA,Ramirez FC. Brunner's gland hamartoma simulating a pancreatic mass with duodenal obstruction [J]. Gastrointest Endosc,2002,56(6):932-934.

[10] Gokhale U,Pillai GR. Large Brunner's gland hamartoma:a case report [J]. Oman Med J,2009,24(1):41-43.

[11] 许国强,章宏,厉有名,等.15 例十二指肠 Brunner 腺瘤的诊治[J].中华消化杂志,2006,28(8):511-514.

[12] 陈欣,尚辉辉,卜庆恩.胃镜下切除十二指肠球部 Brunner 腺腺瘤一例[J].临床消化病杂志,2013,25(6):370.

[13] 刘健,徐佰国,王丹,等.十二指肠 Brunner 腺腺瘤的研究进展[J].中华消化内镜杂志,2012,29(11):659-660.

[14] 李敏,李科.3 例十二指肠 Brunner 腺腺瘤的临床病理分析并文献复习[J].重庆医学,2012,41(12):1248,封 3.

[15] 李涌,马乃绪,关慧娟,等.十二指肠 Brunner 腺腺瘤临床病理特点(附病例报告)[J].实用医药杂志,2007,24(12):1423-1425.

[16] Kim K,Jang SJ,Song HJ,et al. Clinicopathologic characteristics and mucin expression in Brunner's gland proliferating lesions [J]. Dig Dis Sci,2013,58(1):194-201.

| 十二指肠球部布氏腺增生

（病例提供　中国医科大学附属第一医院　张惠晶）

一　内镜所见

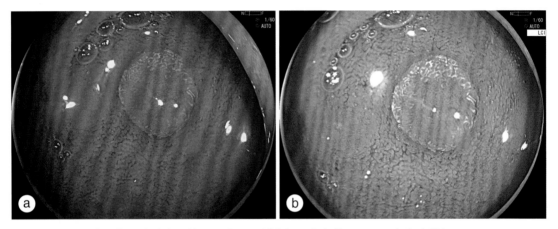

图 a　WLI 下于十二指肠球降交界处见一山田 Ⅱ 型隆起，大小约 0.5 cm，中央略发红。
图 b　LCI 模式下观察隆起界限清楚，中央处发红黏膜呈橘红色，与边缘色泽对比明显。

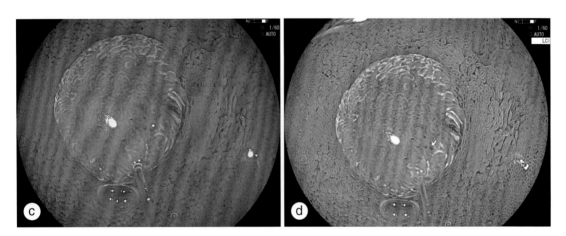

图 c　WLI 低倍放大观察表面隐约可见腺管样结构。
图 d　LCI 低倍放大观察表面腺管结构更加明了，多呈乳头状。

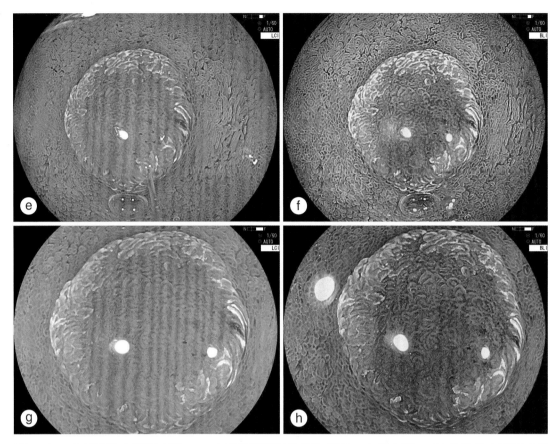

图 e~h LCI 高倍放大观察（图 e、g）表面腺管结构更加清楚，未见血管。 BLI 高倍放大观察（图 f、h）亦可见表面腺管结构更加清楚，未见血管。

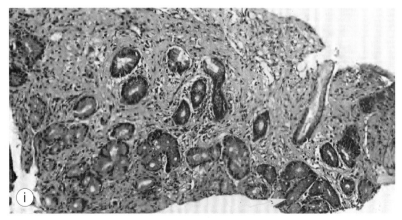

图 i （十二指肠球降交界）见布氏腺增生（黄箭头），炎细胞浸润。 结合内镜下表现，符合十二指肠球降交界布氏腺增生。

病理诊断 十二指肠球降交界布氏腺增生。

第六节 十二指肠低级别上皮内瘤变

上皮内瘤变分为两级,即低级别上皮内瘤变(low-grade intraepithelial neoplasia,LGIN)和高级别上皮内瘤变(high-grade intraepithelial neoplasia,HGIN),是一种形态学上以细胞学和结构学异常,遗传学上以基因克隆性改变,生物学行为上以容易进展为具有侵袭和转移能力的浸润性癌为特征的癌前病变[1,2]。十二指肠 LGIN 报道较少。部分低级别上皮内瘤变内镜下发现困难,部分可在内镜下观察到病变范围、形态等(表 5 - 1)。

表 5 - 1 上皮内瘤变内镜下分型[3]

分型		内镜下表现
0 - I	I	隆起型(息肉型),病变向胃腔内突出,呈息肉状
0 - II		平坦隆起及凹陷均欠显著。 此型又可分为以下三个亚型
	II a	表浅隆起型,病灶轻度隆起
	II b	表面平坦型,病灶凹陷和隆起均不显著
	II c	浅凹陷型,病灶轻微凹陷,相当于糜烂
0 - III	III	深凹陷型,病灶凹陷较显著

参考文献

[1] Takenawa H,Kurosaki M,Enomoto N,et al. Differential gene — expression profiles associated with gastric adenoma [J]. Br J Cancer,2004,90(1):216 - 223.

[2] Park SY,Jean SW,Jung MK,et al. Long-term follow-up study of gastric intraepithelial neoplasias:progression fromlow-grade dysplasia to invasive carcinoma [J]. Eur J Gastroenterol Hepatol,2008,20:966 - 970.

[3] 许国铭,李兆申.上消化道内镜学[M].上海:上海科学技术出版社,2005:357.

（病例提供　哈尔滨医科大学附属第二医院　赵磊）

— 内镜所见 —

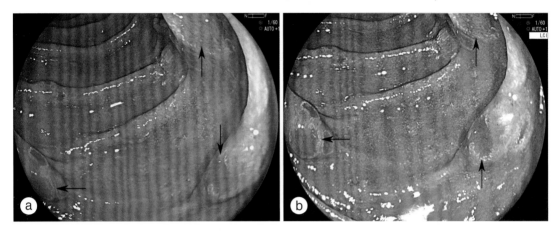

图 a 　中远景 WLI 模式下可见十二指肠降段多发黏膜隆起，中央发红（黑色实线箭头所示），符合 O-Is 型病变。

图 b 　中远景 LCI 模式下黏膜隆起与十二指肠黏膜色调一致，病灶中央呈紫红色，边缘一圈雪花白色（黑色实线箭头所示）。

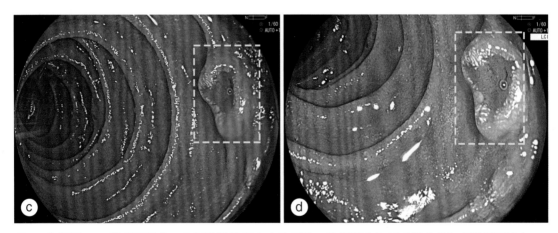

图 c 　为近景 WLI 模式下观察，可见黏膜隆起中央略凹陷，边缘呈白色绒毛状（黄色虚线框区域）。

图 d 　为近景 LCI 模式下观察，可见病灶凹陷处边界明显，与周边黏膜色调不一致（黄色虚线框区域）。

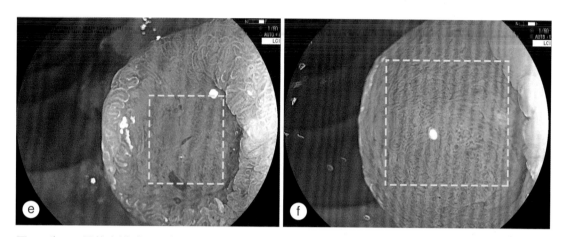

图 e 为 LCI 弱放大模式下观察，可见病灶中央凹陷与周边腺体不一致（黄色虚线框区域）。

图 f 为 LCI 中度放大模式下观察，可见凹陷处腺体不清晰，并见增粗的微血管（黄色虚线框区域）。

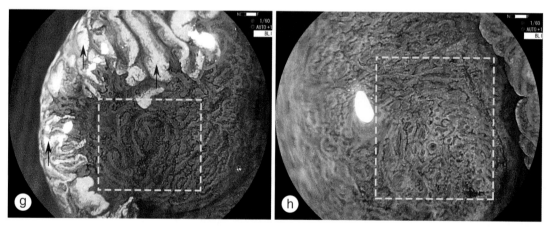

图 g BLI 强放大模式下可见凹陷处边缘腺体表面覆有白色不透光物质（黑色实线箭头所示），凹陷处腺体呈旋涡状排列（黄色虚线框区域）。

图 h BLI 强放大模式下可见部分凹陷区域内腺体排列不规律，微血管增粗、延长（黄色虚线框区域）。

— 病理所见 —

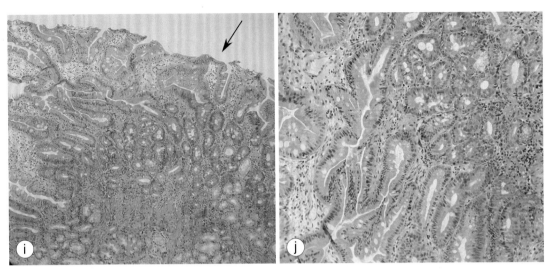

图i、j （十二指肠降段）图i为低倍镜下所见，图j为中倍镜下所见。 可见小肠黏膜组织呈慢性炎，部分小肠绒毛萎缩（黑箭头）。

病理诊断　小肠黏膜慢性炎。

（病理注释： 陈光勇）

第七节　十二指肠间质瘤

胃肠道间质瘤(gastrointestinal stromal tumors，GISTs)是起源于胃肠道的最常见的间叶源性肿瘤。GISTs 可以发生于自食管到直肠的整个胃肠道，十二指肠 GISTs 仅占 3%～5%[1-2]。十二指肠 GISTs 起源于十二指肠壁的中央层，向外进展突破浆膜累及周围邻近脏器，也可以向黏膜进展形成腔内型肿块并伴有中央溃疡，导致持续性出血。十二指肠 GISTs 的临床表现无特异性，很大程度上取决于肿瘤大小、位置、生长方式以及有无黏膜溃疡[2-3]。与其他部位的 GISTs 相比，十二指肠 GISTs 发生消化道出血的病例约为 75%[4]。十二指肠 GISTs 主要发生在十二指肠第二段，其次为第三、四、一段，但很少发生梗阻性黄疸和胆管炎[5]。还有可触及的肿块、背痛和小肠梗阻等少见的临床表现[2]。

对于没有占位效应或无中央型脐样溃疡的小病灶，内镜下诊断具有一定的局限性。内镜超声结合针吸活检取材肿瘤标本行细胞学和免疫细胞化学检查，被认为是诊断的金标准，具有高度的敏感性和特异性，诊断率高达 80%[6]。内镜超声可以清晰分辨出腔内肿瘤起源于肠壁的层次。尽管理论上存在肿瘤细胞通过针吸活检发生腹膜种植或活检过程中肿瘤破裂的可能性，但是术前 GISTs 的病理学诊断可以阻止患者接受创伤巨大的手术治疗[2]。

组织病理学上，依据典型的细胞生长排列方式，GISTs 分为 3 种不同的细胞类型：梭形细胞型、上皮样细胞型、混合细胞型。十二指肠 GISTs 常表现为梭形细胞型。与胃和小肠 GISTs 相比，十二指肠 GISTs 的组织病理特点具有一定的独特性。十二指肠 GISTs 的中位直径相对较小，约为 4 cm，而胃和小肠 GISTs 的中位直径约为 6～7 cm。72%～75%的十二指肠 GISTs 的中位核分裂数<5/HPF，相对较低，而超过 30%的其他部位 GISTs 的中位核分裂数>5/HPF，提示十二指肠 GISTs 预后更好[2,7]。

GISTs 的诊断包括组织病理学的初步诊断、免疫组织化学染色的确诊、分子病理学的鉴别诊断。CD117(c-kit)是应用最广泛、最敏感的 GISTs 标记物，95%以上的 GISTs 均表达 CD117。DOG1 是一种在 GISTs 中过表达的基因，被用来标记 GISTs，其独立于 CD117/PDGFRA 的突变状态[2,8]。CD34 在约 60%～70%的 GIST 中表达，也被推荐作为 GISTs 的标记物。其他蛋白，如 SMA、S100、desmin 常被用来作为 GISTs 的鉴别诊断标记物。近年来，蛋白激酶 theta 也被证明是一种确定的 GISTs 标记物[2,9]。大多数 GISTs 都有原癌基因 c-kit 的突变，导致 KIT 受体的持续激活，产生持续的增殖刺激作用[2]。约 5%～10%的 GISTs，KIT 为阴性，对于这部分病例进行突变分析显示，68%的病例 4 号染色体上该基因的第 11 号外显子发生突变,11%的病例该基因的第 9 号外显子发生突变,与未发生 c‐kit 突变的病例比较,预后更差。另外,0.6%～4.0%的 GISTs 还有第 9、13 或 17 号外显子,以及血小板源性生长因子受体 α(platelet derived growth factor receptor alpha,PDGFRA)的突变[2,10]。其他一些重要的细胞周期蛋白,如 Ki‐67、P53 和 P16,常与恶性程度更高的 GISTs 的发生或进展有关[2,11]。有研究表明,在十二指肠 GISTs 中,常表现为 P16 缺失和 Ki‐67 表达低,可能是十二指肠 GISTs 相比于其他部分 GISTs 预后更好的原因[2,10]。

参考文献

[1] Crown A,Biehl TR,Rocha FG. Local resection for duodenal gastrointestinal stromal tumors [J]. Am J Surg, 2016,211(5):867‐870.

[2] 陈平,宋天强.十二指肠间质瘤的临床病理学特点和外科治疗进展[J].中国肿瘤临床,2017,44(4):186.

[3] Iorio N,Sawaya RA,Friedenberg FK. Review article:the biology,diagnosis and management of gastrointestinal stromal tumours [J]. Aliment Pharmacol Ther,2014,39(12):1376‐1386.

[4] Hecker A,Hecker B,Bassaly B,et al. Dramatic regression and bleeding of a duodenal GIST during preoperative imatinib therapy:case report and review [J]. World J Surg Oncol,2010,8:47.

[5] Johnston FM,Kneuertz PJ,Cameron JL,et al. Presentation and management of gastrointestinal stromal tumors of the duodenum:a multi-institutional analysis [J]. Ann Surg Oncol,2012,19(11):3351‐3360.

[6] Hoda KM,Rodriguez SA,Faigel DO. EUS-guided sampling of suspected GI stromal tumors [J]. Gastrointest Endosc, 2009,69(7):1218‐1223.

[7] Cohen MH,Cortazar P,Justice R,et al. Approval summary:imatinib mesylate in the adjuvant treatment of malignant gastrointestinal stromal tumors [J]. Oncologist,2010,15(3):300‐307.

[8] Miettinen M,Wang ZF,Lasota J. DOG1 antibody in the differential diagnosis of gastrointestinal stromal tumors:a study of 1840 cases [J]. Am J Surg Pathol,2009,33(9):1401‐1408.

[9] Blay P,Astudillo A,Buesa JM,et al. Protein kinase C theta is highly expressed in gastrointestinal stromal tumors but not in other mesenchymal neoplasias [J]. Clin Cancer Res,2004,10(12Pt1):4089‐4095.

[10] Yang WL,Yu JR,Wu YJ,et al. Duodenal gastrointestinal stromal tumor:clinical,pathologic,immunohistochemical characteristics,and surgical prognosis [J]. J Surg Oncol,2009,100(7):606‐610.

[11] Feakins RM. The expression of p53 and bcl‐2 in gastrointestinal stromal tumours is associated with anatomical site,and p53 expression is associated with grade and clinical outcome [J]. Histopathology,2005,46(3):270‐279.

（病例提供　中国人民解放军总医院第一医学中心　王赞滔）

一　内镜所见　一

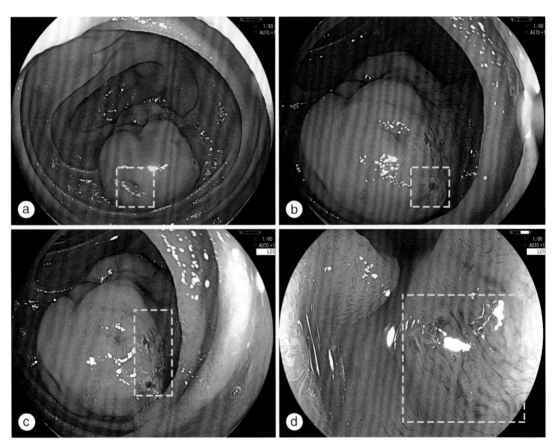

图 a、b　WLI 下观察可见十二指肠降段一隆起性肿物，病变表面光滑，局部黏膜凹陷（图 a 黄色虚线框区域），并可见多条血管显露，上覆薄白苔（图 b 黄色虚线框区域）。

图 c、d　LCI 下观察可见肿物表面黏膜发红区域呈现为淡紫色（图 c 黄色虚线框区域），色彩强调使血管显露更加明显（图 d 黄色虚线框区域）。

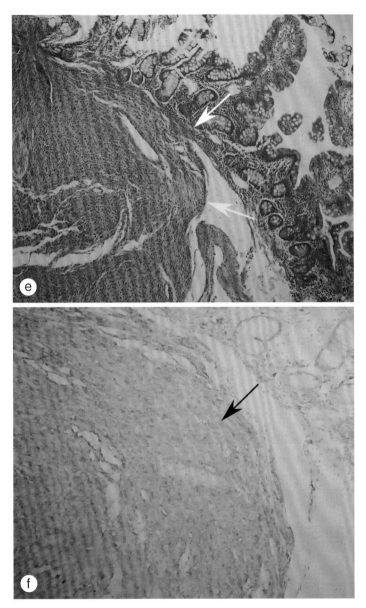

图 e、f （十二指肠降段）图 e 为 HE 染色所见，小肠黏膜肌（白箭头）及黏膜下层见梭形细胞构成之间叶源性肿瘤（黄箭头）。 图 f 为免疫组织化学染色所见，可见 CD117（＋，黑箭头），结合形态及免疫组织化学染色结果，诊断为小肠间质瘤。

病理诊断　小肠间质瘤。

（病理注释：陈光勇）

第八节　十二指肠溃疡

十二指肠溃疡(duodenal ulcer，DU)是一种全球常见病，不同国家发病率相差悬殊，我国各地检出率在3.97%~24.18%[1]，南方患病率高于北方，男性发病率高于女性，多见于青壮年[2]。十二指肠溃疡病发生的根本原因是侵袭因素与黏膜防御修复机制之间的平衡被打破[3]。十二指肠黏膜的侵袭因素主要是和胃酸与胃蛋白酶的消化作用过强、幽门螺杆菌感染、药物、遗传因素、精神状态及环境因素等有关。临床症状主要表现为：中上腹反复发作性节律性疼痛，病程可长达数年甚至10余年。发作有季节性，以秋冬、冬春之交多见，发作期可为数周或数个月。腹痛与进食有关，多见于空腹时发作(饥饿痛)，可有夜间痛，进食后或服用抑酸剂后腹痛可缓解。其他还有烧心、反酸、嗳气、恶心、呕吐等胃肠道症状[2]。

内镜是确诊消化道溃疡的主要方法，日本学者将消化道溃疡的胃镜表现分为三期(表5-2)

表5-2　内镜下溃疡分期[4]

分期		内镜下表现
活动期	A1	溃疡边缘水肿、隆起、界限清楚、底厚苔可见出血或血凝块
	A2	水肿减轻，隆起不著，变慢坡，底白苔，周边无红色再生上皮
愈合期	H1	溃疡缩小，边缘出现再生上皮的发红带，出现黏膜皱襞集中，白苔变薄
	H2	溃疡进一步缩小，边缘再生上皮发红带进一步增宽，皱襞集中更明显，薄白苔
瘢痕期	S1	白苔消失，皱襞集中于中心发红部(红色瘢痕期)
	S2	中心发红消失，仅见皱襞集中(白色瘢痕期)

(于中麟，张澍田.消化内镜诊断金标准与操作手册.北京: 人民军医出版社，2009: 34-35)

溃疡活动期在溃疡底部表皮向深部以此分为4层：第一层为急性炎性渗出物，有坏死细胞、组织碎片和纤维蛋白样物质组成；第二层为中性粒细胞为主的非特异性细胞浸润组成；第三层为肉芽组织层，含有增生的毛细血管、炎性细胞和结缔组织的各种成分；最底层为纤维样或瘢痕组织层，溃疡边缘的黏膜有明显的上皮组织化生和炎症性变化。瘢痕区域内的血管壁变薄，偶有血栓形成[2]。

参考文献

［1］张泰昌，袁申元，林三仁，等.北京 29 所医院 1999 年度消化性溃疡患病情况分析［J］.中华消化内镜杂志，2002，19（3）：162－164.

［2］陈灏珠.实用内科学［M］.12 版.北京：人民卫生出版社，2008：1866－1872.

［3］孙延娟，孙延龙.十二指肠溃疡病理分析及治疗探讨［J］.中外医疗，2008，3（7）：80.

［4］于中麟，张澍田.消化内镜诊断金标准与操作手册［M］.北京：人民军医出版社，2009：34－35.

（病例提供　内蒙古科技大学包头医学院第二附属医院　年媛媛）

一　内镜所见　一

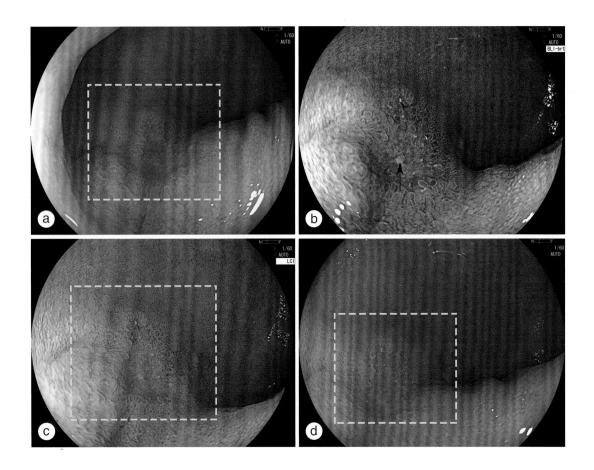

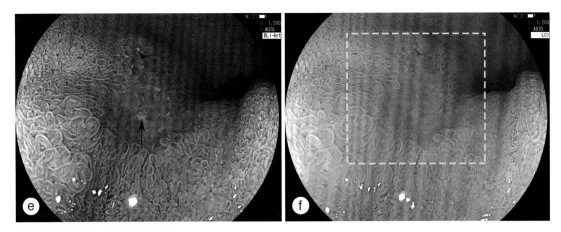

图 a～f 图 a～c 分别为远距离 WLI、 BLI、 LCI 观察图，图 d～f 分别是中距离 WLI、 BLI、 LCI 观察图。 WLI 下十二指肠球部大弯可见一浅凹陷型病变（图 a、 d，黄色虚线框区域），范围约 5 mm × 6 mm，中央附着少量白色黏液（图 b、 e，黑色实线箭头所示），周围可见红色再生上皮、黏膜皱襞集中，考虑是十二指肠球部溃疡 H2 期。 LCI 下观察，溃疡病变边界清晰、色泽与背景黏膜具有明显差异，易辨识病变、判断范围（图 c、 f，黄色虚线框区域）。

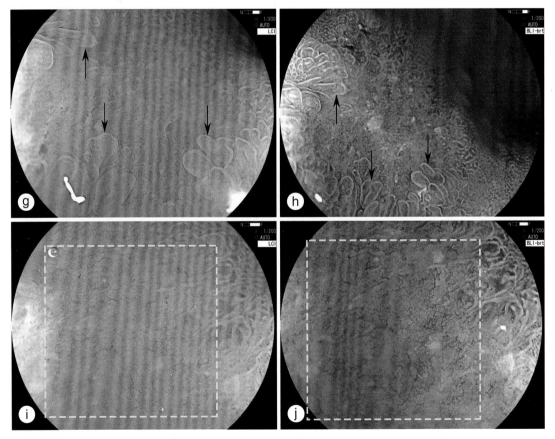

图 g～j LCI、 BLI 放大观察溃疡全貌（图 g、 h）和溃疡局部（图 i、 j），病变边缘上皮腺管结构略不规则（图 g、 h，黑色实线箭头所示），中央无上皮结构，凹陷处血管纹理纤细、形态和直径规则（图 i、 j，黄色虚线框区域）。 LCI 模式图片亮度更好，对于腺管、表面微血管的辨识更清晰。

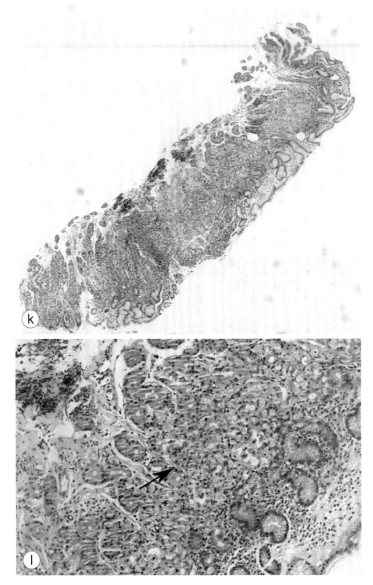

图 k、l （十二指肠球腔）图 k 为低倍镜下所见，图 l 为中倍镜下所见。 可见胃底腺黏膜组织呈活动性慢性炎。 黑箭头处显示胃底腺黏膜壁细胞和主细胞。

病理诊断 胃底腺黏膜组织活动性慢性炎症。

（病理注释：陈光勇）

| Case 2 | 十二指肠溃疡（S1 期）合并假憩室 |

（病例提供　中国人民解放军总医院第一医学中心　王楠钧）

― 内镜所见 ―

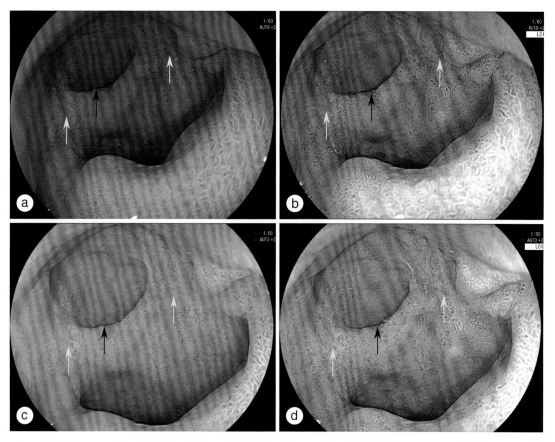

图 a～d　图 a、b 分别是远距离 WLI、LCI 观察图，图 c、d 分别是中距离 WLI、LCI 观察图。WLI 模式下见十二指肠球腔畸形，多发憩室样结构形成（图 a、c，黑色实线箭头所示），前壁及小弯侧可见愈合后线形溃疡瘢痕，部分中央略凹陷，覆少许白苔，周围黏膜皱襞集中（图 a、c，黄色实线箭头所示）。LCI 模式下，色差对比增大，病变的上述表现更易辨识（图 b、d，黑色及黄色实线箭头所示）。

— 病理所见 —

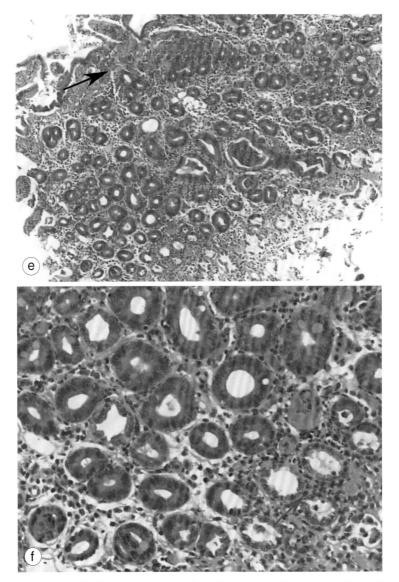

图 e、f （十二指肠）小肠黏膜慢性炎伴急性炎、糜烂。 图 e 低倍镜下见小肠黏膜固有层内见炎细胞浸润伴灶状出血（黑箭头），图 f 示中倍镜下见小肠黏膜固有层内有较多中性粒细胞及淋巴细胞浸润（红箭头）、小血管充血，个别腺体破坏。

病理诊断 小肠黏膜慢性炎伴急性炎、糜烂。

（病理注释：陈光勇）

第九节　十二指肠淋巴管扩张

小肠淋巴管扩张症(intestinal lymphangiectasia，IL)是一种罕见的蛋白丢失性肠病。由于小肠淋巴液、乳糜微粒、蛋白质和淋巴细胞直接引流入肠腔或其他浆膜腔，引起蛋白质和淋巴细胞的去失，乳糜颗粒则隔绝于固有膜和扩张的淋巴管内，从而出现腹泻、外周水肿、乳糜性渗出及失蛋白性肠病等临床表现，严重者可致全身衰竭而死亡[1-2]。原发性小肠淋巴管扩张症病因尚不明确，可能与先天性淋巴管发育异常有关；继发性小肠淋巴管扩张症则可能与自身免疫性疾病、结核、肿瘤、丝虫病、缩窄性心包炎、肝硬化门静脉高压、Whipple病、胸腹部外伤或手术损伤等多种因素有关[2]。目前，小肠淋巴管扩张症的诊断有赖于临床表现、实验室检查、内镜检查及影像学检查，以病理学证据为金标准。诊断标准包括：①典型的临床表现；②外周血淋巴细胞绝对数减少；③血浆白蛋白和IgG同时降低；④病理证实有小肠淋巴管扩张；⑤肠道丢失蛋白质增多证据。具备前3条为疑诊，具备后2条之一即可确诊[3]。

内镜可见病变肠黏膜水肿、肥厚、绒毛苍白呈棒状及大小不等的黄白色结节。病理活检可见黏膜下淋巴管扩张。核素淋巴管显像和淋巴管造影可直接观察到肠系膜淋巴管狭窄、曲张。近年来开展的胶囊内镜检查是一种无创性全小肠检查方法，可以直观地显示全小肠的黏膜绒毛结构，有助于该病的诊断[2]。

原发性小肠淋巴管扩张症尚无特效疗法，目前以内科治疗为主。给予低脂肪、高蛋白质、补充中链脂肪酸等营养支持和补充疗法，中链脂肪酸通过门静脉吸收，无需经过淋巴管，避免了长链脂肪酸吸收后淋巴管内压力的升高，减少蛋白质及淋巴细胞等漏出[2,4]。对于内科治疗无效、发生并发症、不能排除恶性病变者，仍须考虑外科治疗，包括肠段切除和腹水静脉分流术，肠系膜淋巴管有明显扩张可行淋巴静脉吻合术[2]。

参考文献

[1] 杨爱明，蔡华聪，陆星华，等.小肠淋巴管扩张症的诊断与治疗[J].临床消化病杂志，2007,19：80-82.

[2] 代军，谢宁，余挽澜，等.原发性小肠淋巴管扩张症二例并文献复习[J].中华消化内镜杂志，2009(2)：100-102.

[3] 厉有名，张冰凌.小肠淋巴管扩张症的研究现状[J].诊断学理论与实践，2008,7(1)：9-11.

[4] Biselli M，Andreone P，Gramenzi A，et al. Acquired intestinal lym-phangiectasia successfully treated with a low-fat and medium-chain tri-acylglycerol-enriched diet in a patient with liver transplantation [J]. Eur J Gastroenterol Hepatol，2006,18(5)：561-564.

（病例提供　中国人民解放军总医院第一医学中心　王楠钧）

一　内镜所见

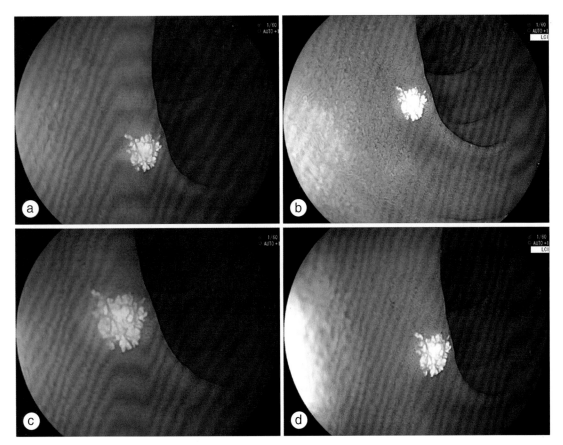

图 a~d　图 a、b 分别是远距离 WLI、LCI 观察图，图 c、d 分别是中距离 WLI、LCI 观察图。WLI 模式下于十二指肠降段见局灶黏膜表面呈白色细小颗粒样改变，边界清晰，无明显隆起、凹陷（图 a、c），诊断为十二指肠降段淋巴管扩张。LCI 模式下，病变表面白色更加显著，边界更加清晰，色差对比更加明显，上述改变更易辨识（图 b、d）。

━ 病理所见 ━

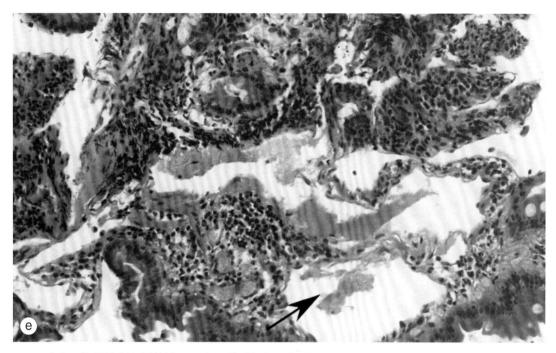

图 e （十二指肠降段）低倍镜下见小肠黏膜组织呈慢性炎症，部分绒毛水肿、小肠绒毛内淋巴管扩张（黑箭头），并见粉染淋巴液。 结合内镜下表现，考虑为十二指肠淋巴管扩张。

病理诊断 十二指肠淋巴管扩张。

（病理注释：陈光勇）

第六章
胃肠道活检及 ESD 标本
的规范化处理

病理诊断是对离体组织性质的最终判定,也是公认的金标准,病理医生可以说是医疗中的裁判员。相比于外科手术,内镜下所获取的标本比较小,因此不够规范的标本处理很容易造成最终病理诊断的不准确。所以说标本的规范化处理工作无论对于病理医生的诊断抑或是临床医生的回顾提升都是至关重要的步骤。做好消化道病理的规范化首先就要从病变离体后做起,消化内镜医生接触的消化道标本主要为活检标本以及早癌内镜黏膜下剥离标本,接下来的内容围绕这两方面展开。

一、 活检标本的规范化处理

近年来国内内镜的早癌检出率迅速提升,这要归功于内镜检查活检率的提高。那么对于内镜活检标本的规范化处理需要注意以下几点。

(1) 内镜操作间提前准备好活检标本专用标本瓶。

(2) 活检组织较小,易碎,医生取出时要注意操作轻柔。

(3) 活检标本由于组织体积较小,因此在 4% 中性甲醛溶液或 10% 中性缓冲福尔马林液中固定时间达到 2 小时,即可对其进行下一步处置。

(4) 组织包埋是对于活检组织制片很重要的一步,为了更加准确地判断病变,包埋时需要将其立埋(可借助放大镜或解剖显微镜确认黏膜面),使其切片同时呈现出上皮层、黏膜固有层和黏膜肌层(图 6 - 1)。

二、 ESD 标本

随着医疗技术的不断发展,内镜下针对早期癌症的手术愈发成熟,与此同时,内镜手术

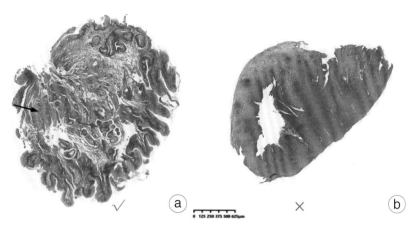

图 6-1　活检切片镜下图

a.正确包埋活检组织切片可见上皮层（黄箭头），固有层（蓝箭头）及黏膜肌（黑箭头）；b.包埋方向错误，切片仅见上皮层。

的术后标本和病理也在积极地发展着，针对不同部位的标本也有其不同的处理方法。

（一）食管

由于食管标本组织过于纤薄，临床医生在固定食管标本时应使用眼科镊，小心轻柔地将其展开至接近其在患者体内的生理状态，尽量还原成内镜下病变的初始形态，尤其注意固定针要同时穿过鳞状上皮及黏膜肌层（图 6-2）。

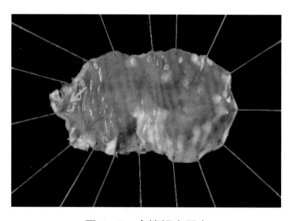

图 6-2　食管标本固定

黄箭头：固定针同时穿过上皮及黏膜肌，符合固定标准；蓝箭头：固定针只穿过上皮层，黏膜肌皱缩在里面未完全展开，固定时需要避免此种情况。

在标本固定板上标记好口侧及肛侧后，及时将其完全浸没在 4% 中性甲醛溶液或 10% 中性缓冲福尔马林液中，至少要保证 5～10 倍于标本体积的固定液，固定时间以 12～48 小时为宜。

需要注意的是在标本离体后的延展及临床医生拍照过程中,需要保持标本湿润,并尽快将标本放入固定液中,上述操作最好在30分钟内完成,在展开标本的过程中可使用生理盐水保持标本的湿润。若标本表面有黏液可轻度擦拭、冲洗,注意不要破坏标本表面组织完整。

固定后的标本处理流程如下:

(1)标本固定完全,在取材前需先留取标本信息的图片。

(2)打开标本固定盒,留取当前标本状态图片(图6-3)。

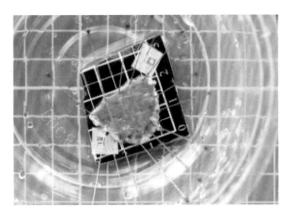

图6-3 标本固定开盒后留图

(3)食管标本需要在流水下冲洗半小时,便于后期卢戈碘液着色。

(4)将标本从固定板上取下,观察其表面状态,测量组织大小,并留取图片,注意拔取固定针时不要损坏标本;测量大小可以对标本进行透光实验(图6-4),便于观察病变的整体血管分布及血供情况。

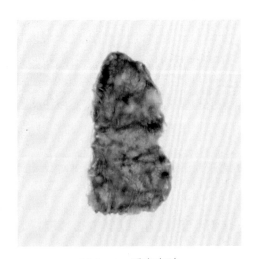

图6-4 透光实验

(5) 随后对其进行碘染,根据染色结果(图 6-5)确定改刀方向,根据早癌标本取材原则(于病变距水平切缘最近处做一条切线,垂直于切线的方向取材,每条组织宽约 2～3 mm,图 6-6)进行取材。取材结束后留取图片信息;

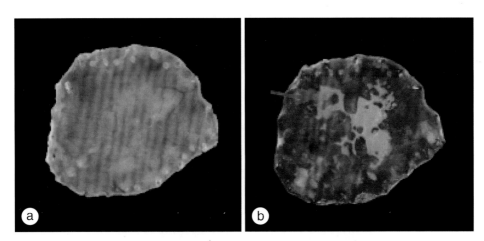

图 6-5　食管取材前需进行碘染,帮助确定病变位置

a.碘染前; b.碘染后,蓝箭头所示为病变区域。

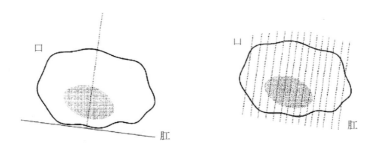

图 6-6　ESD 标本取材原则

红线为病变距水平切缘最近处所作切线; 蓝线为取材线。

(6) 取材后的组织条按一定次序摆放入包埋盒中,并进行颜色标记,组织条上下使用海绵固定,保证其在脱水过程中不弯曲变形。

(7) 接下来通过一系列制片过程获得标本的病理切片,此时,切片交于病理医生进行诊断,并由病理医生在其高清扫描图上标记出病变范围,通过病理医生标记的病变范围制作标本复原图,临床医生参考病变复原图对比其镜下所见。

（二）胃

胃部标本同样要在离体 30 分钟内将标本适度伸展至尽可能地接近其在患者体内的生理形态,尽量还原成内镜下病变的初始形态并用固定针将其固定后浸没在 4% 中性甲醛溶液或

10%中性缓冲福尔马林液中,至少要保证 5～10 倍于标本体积的固定液,固定时间以 12～48 小时为宜。

其操作步骤较食管相对简单,具体如下:

(1) 标本固定完全,在取材前需先留取标本信息的图片。

(2) 打开标本固定盒,留取当前标本状态图片。

(3) 将标本从固定板上取下,观察其表面状态,测量组织大小,并留取图片。注意拔取固定针时不要损坏标本(图 6-7)。

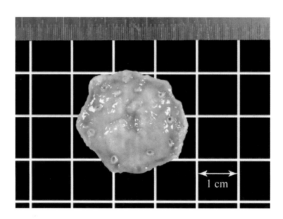

图 6-7 测量标本大小并观察其表面状态

(4) 随后对其进行评估,确定病变形态,根据肉眼观察到的病变确定改刀方向,根据早癌标本取材原则(于病变距水平切缘最近处改到,每条组织宽约 2～3 mm)进行取材。取材结束后留取图片信息。若可见病变隆起或凹陷,取材时第一刀应在其最大切面处或病变最深处(图 6-8)。

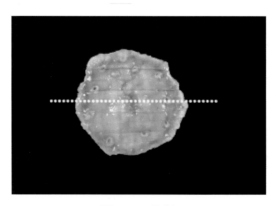

图 6-8 取材

虚线为取材第一刀,经过病变最深处。

（5）取材后的组织条按一定次序摆放入包埋盒中（图6-9），并进行颜色标记，保证其在脱水过程中不弯曲变形。

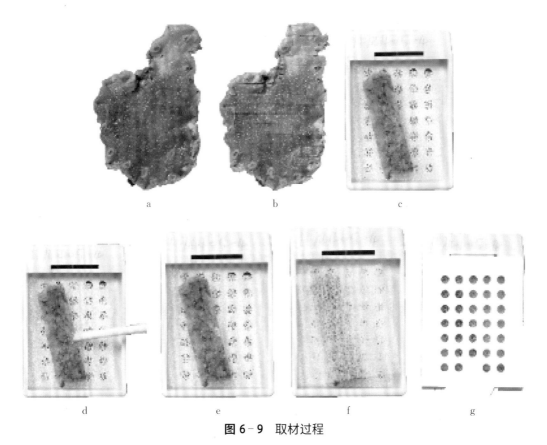

图6-9 取材过程

a.标本取材前；b.标本取材后；c.将取材后的组织条按每3条组织左右为一盒放入包埋盒中，并使其基底面朝上，便于标记颜色；d.使用棉棒蘸取生物染色试剂标记方向；e.生物染色试剂标记过的组织条（黄色点）；f.使用薄海绵上下固定组织条；g.盖上盒盖，进行下一步组织脱水。

（6）接下来使用脱水机对标本进行脱水，时间约15小时，脱水后即对标本进行包埋，包埋时要注意每条组织的翻转方向保持一致，制片时方向也需统一，以保障复原工作的顺利进行（图6-10）。

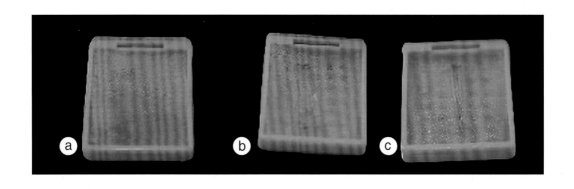

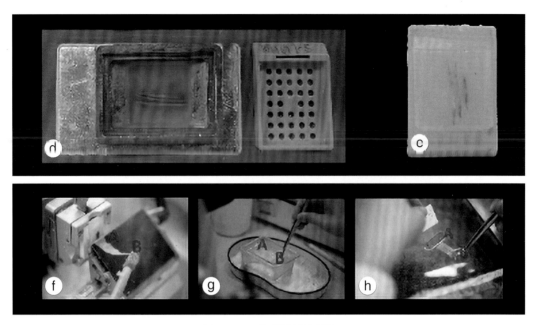

图 6‑10　包埋制片过程

a、b.脱水后形态；c、e.按标记方向，对组织条进行立埋；f.切片（注意方向 A→B）；g.在低浓度乙醇溶液中快速展开（注意方向 A→B）；h.在温水中捞片（注意方向 A→B）。

（7）切片交于病理医生进行诊断，并由病理医生在其高清扫描图上标记出病变范围，通过病理医生标记的病变范围制作标本复原图，临床医生参考病变复原图对比其镜下所见（图 6‑11）。

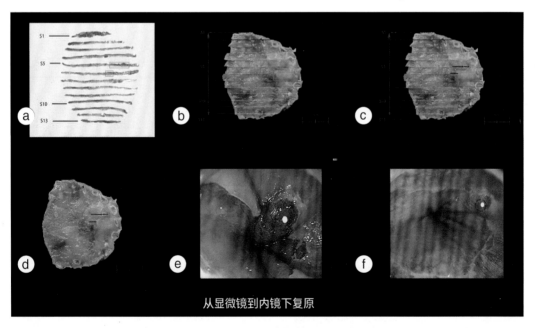

从显微镜到内镜下复原

图 6‑11　病理复原

a病理医生在病理高清扫描图上标记病变；b取材后的标本图像；c病变在取材后的标本图像上所在位置（将图 a 中病变在图 b 中标记出来）；d病变在取材前的标本图像上所在位置；e、f根据病变在体外标本上的位置寻找其在内镜下的位置。

（三）肠道

肠道标本同样要在离体30分钟内将标本适度伸展至尽可能地接近其在患者体内的生理状态，尽量还原成内镜下病变的初始形态并用固定针将其固定后浸没在4%中性甲醛溶液或10%中性缓冲福尔马林液中，至少要保证5～10倍于标本体积的固定液，固定12～48小时。

（1）标本固定完全，在取材前需先留取标本信息的图片。

（2）打开标本固定盒，留取当前标本状态图片。

（3）将标本从固定板上取下，观察其表面状态，测量组织大小，并留取图片。注意拔取固定针时不要损坏标本。

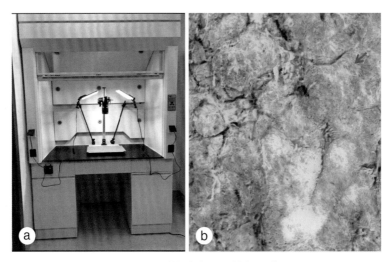

图 6-12　特殊光源下拍摄图像

a.标本拍摄系统；b.标本在体外特殊光源处理下的拍摄图像，可进行局部放大，看到病变表面的腺管微结构（蓝箭头）和微血管（黄箭头）类似内镜下窄带光放大成像的效果。

若有条件的单位，可对光源进行特殊处理后观察，可以更加清楚地观察到病变表面的形态及结构(图6-12)。

（4）随后对其进行评估，确定病变分型，根据肉眼观察到的病变确定改刀方向，根据早癌标本取材原则(于病变距水平切缘最近处改到，每条组织宽约2～3 mm)进行取材。取材结束后留取图片信息。

若标本为带蒂型隆起，取材时第一刀应通过蒂部最大切面的位置。

（5）取材后的组织条按一定次序摆放入包埋盒中，并进行颜色标记，保证其在脱水过程中不弯曲变形。

（6）接下来通过一系列制片过程获得标本的病理切片，此时，切片交于病理医生进行诊断,并由病理医生在其高清扫描图上标记出病变范围,便于临床医生进行沟通。

早癌标本的病理评估尤为重要,每一份早癌病理报告都应该包括肿瘤大体特征、组织学类型、浸润深度、脉管浸润和水平/垂直切缘等[1]几个方面。

参考文献

[1] 早期胃癌内镜下规范化切除的专家共识意见(2018,北京)[J].中华消化内镜杂志,2019,25(6):381-392.

(中国人民解放军总医院第一医学中心消化内科　张楠)